まえがき

　極端な食行動異常が長期に継続した場合，心身の発達にさまざまな悪影響を及ぼすことが経験的に明らかにされている。また，食行動異常の好発期である青年期を対象とする予防的対応・早期介入が求められている。日本においても，食行動異常から摂食障害や摂食障害傾向ハイリスク群に移行する心理的・行動的特徴を有する青年期群が少なからず存在し，予防・支援に関する基礎的研究や基礎的研究に基づいたエビデンスベースト・アプローチが求められている。
　食行動異常を拒食行動と過食行動に大別すれば，心理的アプローチによる予後が比較的良いとされる過食行動の心理臨床特徴として，体重変動の大きさや，身体感覚への気付き・認知の欠如など，顕著な心理的バイアスの存在がある。過食行動へのネガティブ認知を，予防的対応・早期介入の観点から食事の質を高め，経験的気付きを回復し，心理的課題を解消していくことの有効性が経験的知見となっている。しかし，特に心理的バイアスの認知行動的セルフモニタリングとの関係を明らかにしている研究は少ない。
　本書は，青年期の食行動異常のうち過食行動に対して心理的バイアスの変容要素である認知行動的セルフモニタリング下位因子が与える影響について明らかにし，今日の青年期大学生の食行動の傾向を把握し，過食事例の認知行動的セルフモニタリングにおけるモニタリング認知の変容事例を提示した。食行動異常の具体的予防・支援を実践するうえでのエビデンスを得た基礎的資料となることを目的としている。
　第1章は，食行動異常の背景・定義・要因の類型化を行い，食行動異常，特に過食行動における心理臨床的支援として評価のある認知行動療法と，その変容要素の鍵概念と仮定される認知行動的セルフモニタリングについて総述していく。
　第2章では，食行動異常から摂食障害へ移行することを予防するために，過

食行動と，認知行動的セルフモニタリングの関係を検討する。好発期とされる青年期大学生を対象に調査研究を行い，認知行動的セルフモニタリングの各因子構造を確認し，過食傾向に影響を及ぼす因子を特定し，因子構造モデルを提示した。

　第3章では，現代の青年期学生を対象に2010年，2011年，2012年にわたり行った「食と栄養機能」「食と病気」「体型（BMI）」についての実態調査に焦点を当て，その関連性を検討した。現代の青年期大学生の食に関する行動実態を把握し検討することは，過食行動から摂食障害へ移行する今日の予防的援助の実践に際し重要な示唆を与える。

　第4章では，医療的支援と併存する認知行動療法カウンセリングの有効性が確認された青年期高校生の過食行動に対する事例研究を提示した。症状改善意欲の高いクライエントに，認知行動療法を適用し，認知再構成法を導入後，コラム法を用いたモニタリング認知の改善により，適応が促進された。本事例の行動変容過程によりモニタリング認知の重要性が示された。

　第5章は，まとめとしての総合考察である。

2015年7月

山﨑　洋史

付記
本書は平成27年度科学研究費補助金（心理学臨床心理学専門分野審査）研究成果公開促進費の助成を受け刊行するものである。

目　次

まえがき ……………………………………………………………………… 1

第1章　食行動異常と認知行動的セルフモニタリングの概要 ……… 7
第1節　食行動異常の現状 ………………………………………… 7
(1) 食行動異常や摂食障害・摂食障害傾向の状況 ……………… 7
(2) 食行動異常や摂食障害・摂食障害傾向の要因に関する研究 ……… 10
① 家族内要因　10／② 社会文化的要因　10／③ 心理的要因　11／④ 身体イメージ　12／⑤ 性差に関する研究　13／⑥ 生物学的要因　14

第2節　食行動異常や摂食障害・摂食障害傾向のスクリーニング …… 15
(1) 摂食障害の診断基準・アセスメント基準 …………………… 15
(2) 神経性無食欲症・神経性大食症の概念変遷 ………………… 18

第3節　食行動異常や摂食障害・摂食障害傾向と認知行動療法 …… 19
第4節　認知行動的セルフモニタリングの概要 ………………… 20
(1) 認知行動療法の概念 …………………………………………… 20
① パーソナリティ形成について　21／② 認知行動療法の目指すゴール　21／③ カウンセリング過程　21
(2) 認知行動療法における認知行動的セルフモニタリング …… 24
(3) カウンセリングにおける認知行動的セルフモニタリング変容の実証 …… 25

第2章　食行動異常と認知行動的セルフモニタリングの関係 ……… 27
はじめに ……………………………………………………………… 27
第1節　本研究に用いる尺度について ………………………… 28

（1）食行動異常評価尺度 ………………………………………………… 28
　　（2）認知行動的セルフモニタリング尺度 ………………………………… 29
　第2節　実施調査概要 ……………………………………………………………… 29
　　（1）解析対象者 ……………………………………………………………… 29
　　（2）調査時期・手続き ……………………………………………………… 30
　　（3）質問紙内容 ……………………………………………………………… 30
　　　　① フェイスシート　30／② 食行動異常評価尺度　30／③ 認知行動的セルフモニタリング尺度　30
　第3節　因子分析と因子尺度構造確認 …………………………………………… 31
　　（1）食行動異常評価尺度の因子分析 ……………………………………… 31
　　（2）認知行動的セルフモニタリング尺度の因子分析 …………………… 33
　第4節　認知行動的セルフモニタリングと食行動異常の相関・因果関係 …… 35
　　（1）因子別男女比較 ………………………………………………………… 37
　　（2）パス解析 ………………………………………………………………… 38
　　（3）食行動異常評価尺度に基づいたグルーピングと認知行動的
　　　　セルフモニタリング …………………………………………………… 39
　第5節　考察―認知行動的セルフモニタリングが過食傾向に与える影響 … 40

第3章　青年期学生における食行動 …………………………………………… 43
　はじめに ……………………………………………………………………………… 43
　第1節　食行動に関する実態調査 ………………………………………………… 44
　　（1）解析対象者・調査時期・手続き ……………………………………… 44
　　（2）質問紙内容 ……………………………………………………………… 45
　　　　① フェイスシート　45／② 食と栄養機能に関する調査項目　45／
　　　　③ 食と病気に関する調査項目　45
　第2節　因子分析と因子尺度構造 ………………………………………………… 46
　　（1）食と栄養機能に関する質問項目の因子分析 ………………………… 46

目　次

まえがき……………………………………………………………………… 1

第1章　食行動異常と認知行動的セルフモニタリングの概要……… 7
第1節　食行動異常の現状………………………………………………… 7
(1)　食行動異常や摂食障害・摂食障害傾向の状況……………………… 7
(2)　食行動異常や摂食障害・摂食障害傾向の要因に関する研究……… 10
　① 家族内要因　10／② 社会文化的要因　10／③ 心理的要因　11
　／④ 身体イメージ　12／⑤ 性差に関する研究　13／⑥ 生物学的要
　因　14
第2節　食行動異常や摂食障害・摂食障害傾向のスクリーニング…… 15
(1)　摂食障害の診断基準・アセスメント基準…………………………… 15
(2)　神経性無食欲症・神経性大食症の概念変遷………………………… 18
第3節　食行動異常や摂食障害・摂食障害傾向と認知行動療法……… 19
第4節　認知行動的セルフモニタリングの概要………………………… 20
(1)　認知行動療法の概念…………………………………………………… 20
　① パーソナリティ形成について　21／② 認知行動療法の目指すゴー
　ル　21／③ カウンセリング過程　21
(2)　認知行動療法における認知行動的セルフモニタリング…………… 24
(3)　カウンセリングにおける認知行動的セルフモニタリング変容の実証… 25

第2章　食行動異常と認知行動的セルフモニタリングの関係……… 27
はじめに……………………………………………………………………… 27
第1節　本研究に用いる尺度について…………………………………… 28

(1) 食行動異常評価尺度 ································ 28
　　(2) 認知行動的セルフモニタリング尺度 ················ 29
　第2節　実施調査概要 ···································· 29
　　(1) 解析対象者 ·· 29
　　(2) 調査時期・手続き ·································· 30
　　(3) 質問紙内容 ·· 30
　　　① フェイスシート　30／② 食行動異常評価尺度　30／③ 認知行動的セルフモニタリング尺度　30
　第3節　因子分析と因子尺度構造確認 ······················ 31
　　(1) 食行動異常評価尺度の因子分析 ······················ 31
　　(2) 認知行動的セルフモニタリング尺度の因子分析 ········ 33
　第4節　認知行動的セルフモニタリングと食行動異常の相関・因果関係 ··· 35
　　(1) 因子別男女比較 ···································· 37
　　(2) パス解析 ·· 38
　　(3) 食行動異常評価尺度に基づいたグルーピングと認知行動的
　　　セルフモニタリング ·································· 39
　第5節　考察―認知行動的セルフモニタリングが過食傾向に与える影響 ··· 40

第3章　青年期学生における食行動 ························ 43
　はじめに ·· 43
　第1節　食行動に関する実態調査 ·························· 44
　　(1) 解析対象者・調査時期・手続き ······················ 44
　　(2) 質問紙内容 ·· 45
　　　① フェイスシート　45／② 食と栄養機能に関する調査項目　45／③ 食と病気に関する調査項目　45
　第2節　因子分析と因子尺度構造 ·························· 46
　　(1) 食と栄養機能に関する質問項目の因子分析 ············ 46

(2)　食と病気に関する調査項目の因子分析……………………… 48
第3節　因子尺度と男女比較………………………………………… 51
　(1)　食と栄養機能に関する因子の男女比較……………………… 51
　(2)　食と病気に関する因子の男女比較…………………………… 52
第4節　BMIによる分類と因子との比較検討……………………… 53
　(1)　BMIによる3体型分類………………………………………… 53
　(2)　BMIと各因子（食と栄養機能・食と病気）間の関係……… 53
　(3)　男子におけるBMIと各因子（食と栄養機能・食と病気）間の関係… 55
　(4)　女子におけるBMIと各因子（食と栄養機能・食と病気）間の関係… 56
第5節　食と病気に関する因子と食と栄養機能に関する因子の関係比較… 58
　(1)　食と病気に関する因子（高スコア群・低スコア群）と
　　　食と栄養機能に関する因子の比較…………………………… 58
　(2)　男子における食と病気に関する因子（高スコア群・低スコア群）
　　　と食と栄養機能に関する因子の比較………………………… 59
　(3)　女子における食と病気に関する因子（高スコア群・低スコア群）
　　　と食と栄養機能に関する因子の比較………………………… 60
第6節　網羅的な食行動実態調査からみた考察…………………… 62

第4章　過食行動に対する認知行動的カウンセリング事例
　　　　　―セルフモニタリングの視点から―………………………… 65
はじめに……………………………………………………………………… 65
第1節　心理的アプローチの必要性………………………………… 65
第2節　認知行動的カウンセリング………………………………… 66
　(1)　認知行動的カウンセリングの強み…………………………… 66
　(2)　カウンセリング過程…………………………………………… 67
　(3)　本事例へのカウンセリングの適用…………………………… 70
第3節　事例研究……………………………………………………… 71

(1) 事例における心理アセスメント……………………………………71
　　　　① クライエント　71／② 主訴　71／③ 問題歴　71／④ 面接経
　　　　緯　72／⑤ 面接方針　72／⑥ 初期面接後のアセスメントと方針　72
　　(2) カウンセリング面接経過………………………………………………73
　　　　① 第1期（1～5回）：心理教育的アプローチ　73／② 第2期（6～
　　　　12回）：認知再構成法（モニタリング認知の変容）　75

　第4節　面接経過分析……………………………………………………………77
　　(1) 面接の流れ………………………………………………………………78
　　(2) 第1期（1～5回）：ラポール形成・動機づけ・心理教育的
　　　　アプローチ………………………………………………………………78
　　　　① ゴール設定　78／② クライエントとの合意・共有事項　79／③
　　　　ホームワークとしてのセルフモニタリング課題　79
　　(3) 第2期（6～12回）：認知再構成法（モニタリング認知の変容）……80
　　　　① ゴール設定　80／② ホームワークとしてのセルフモニタリング課
　　　　題　80

　第5節　改善要因の考察…………………………………………………………81

第5章　総合考察……………………………………………………………………85
　第1節　認知行動的セルフモニタリングが過食傾向に与える影響………86
　第2節　青年期における食行動に関する実態調査……………………………88
　第3節　過食行動に対する認知行動的カウンセリング事例………………91
　第4節　おわりに……………………………………………………………………93

謝辞　95
引用・参考文献　97
索引　105

第1章
食行動異常と
認知行動的セルフモニタリングの概要

第1節
食行動異常の現状

(1) 食行動異常や摂食障害・摂食障害傾向の状況

　厚生労働省（2011）は，中学生女子の約2％，男子の0.2％が，心の問題に対応できる専門家の指導・治療を必要としている食行動異常であることを明らかにし，食行動異常が思春期から青年期の若い女子だけではなく前思春期の児童，さらには男子へ広がりをみせて増加し，病態も多様化していることを指摘している。予備軍はこの数倍存在していると予想され，過度な食事制限は，成長期の中学生・高校生に悪影響を与える。社会文化的瘦身賞賛やダイエット風潮などが，子どもを危険にさらしている可能性が高く，「拒食症につながりかねない瘦せることを目的にした行為（直近4週間に2回以上）」では，「下剤を使った」は女子1.1％，男子0.7％，「口に手を突っ込むなどして吐いた」は女子1.4％，男子0.9％，「食事を抜いた」は女子3.6％，男子2.6％。一方，過食症へ移行する恐れのある「むちゃな大食いを直近4週間に8回以上した」のは女子3.5％，男子1.3％などとなっている。

　その潜在数は計り知れず（中井ら，2002），支援を行うためにも食行動異常を把握する実態調査を継続的に実施することが重要である。

また，食行動異常が摂食障害へ移行した場合，生死に直結する事態に至る場合もある。食行動異常は，本人の自覚がなく，改善へのモチベーションも希薄であるため，指導・治療につなげることは極めて難しい。自らの心と身体・環境との関係の重篤な危機状態に陥る前に，児童・生徒・学生に食習慣のあり方を実際に教える予防策や，早期対応，専門機関によるサポート体制の充実が求められている。

　青年期は食行動異常の好発年齢とされ，青年期後期において食行動異常から移行する摂食障害・摂食障害傾向ハイリスク群が多くみられる。摂食障害は最近5年間で約4倍の人口増加がみられる（中井ら，2002）。厚生労働省特定疾患中枢性摂食異常調査研究班は，摂食障害は最近の5年間に過食が約5倍，拒食が約3倍に増加しており，過食は大学生以降，拒食は中学生，高校生が多く，そのうち女子が90％以上を占めると報告している（厚生労働省　2013）。

　日本における食行動異常の病態に関する報告では，学生を対象に行われた実態調査として少なくとも女子短大生の0.9％に過食行動が存在することや（中井，1998）。また，病態の多様化，すなわち特定不能の摂食障害なども増加していることが指摘されている（大野ら，1999）。

　以上から，食行動異常の好発年齢にあたる青年期学生に対して研究を深化させ，予防的な関わりを積極的にもっていくことは，非常に重要であり緊急性が高いということができよう。

　また，行政による支援として，「国民が生涯にわたって健全な心身を培い，豊かな人間性を育む」ことを目的とする食育基本法（2005）が制定され，その後，同法に基づく食育基本計画が策定（2006）され，全国的な食育の推進，さらに第2次食育推進基本計画が提示（2011）された。そこでは，生活習慣の乱れから来る問題，家族コミュニケーションの問題，朝食欠食，子どもの頃の食習慣を成人した後に改めることは困難であるとの認識のもと，健全な食習慣を確立することは，成長段階にある者が豊かな人間性を育んでいくための基礎となることを明示した（Figure 1）。

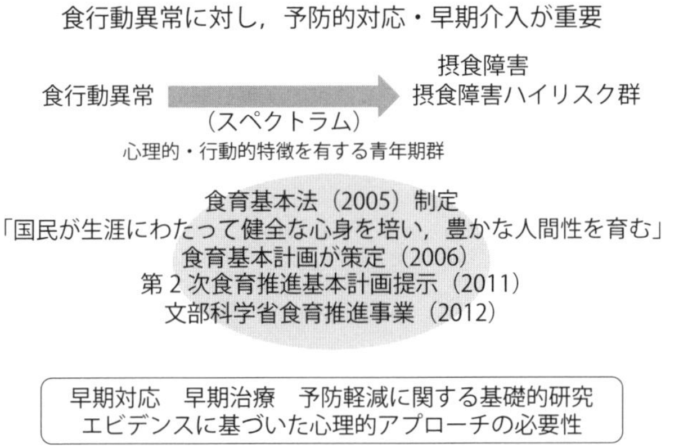

食行動異常に対し，予防的対応・早期介入が重要

食行動異常 　→　 摂食障害
　　　（スペクトラム）　　摂食障害ハイリスク群
心理的・行動的特徴を有する青年期群

食育基本法（2005）制定
「国民が生涯にわたって健全な心身を培い，豊かな人間性を育む」
食育基本計画が策定（2006）
第2次食育推進基本計画提示（2011）
文部科学省食育推進事業（2012）

早期対応　早期治療　予防軽減に関する基礎的研究
エビデンスに基づいた心理的アプローチの必要性

Figure 1　食行動異常への予防的対応・早期介入と取り組みの必要性

　また，食育推進会議（2011）で，日常的に食べることでストレスコーピング（stress coping）を行うことが摂食障害へつながっていく危険性を指摘しており，ストレス対応のための心理臨床的支援の重要性も強調されている。

　一方，摂食障害の歴史的事例として，カレン・カーペンター（1950-1983）の例がある。アメリカンポップス・デュオであるカーペンターズのボーカルとして天賦の美声で一世を風靡していた彼女は，ニューヨークの病院での2ヵ月におよぶ摂食障害の治療過程で体重を14kgも急激に増加させた結果，無理な長年のダイエットで弱っていた心臓に負担となり死に至った。当時，簡単に入手できた吐剤エメチンを使用していたことも，指摘されている。また，同時に家族内要因もエピソードとしてあげられている。

　これをきっかけに，食行動異常が，世界的メディアの注目としてあがるようになり，拒食症だけではなく過食症などの摂食障害が社会的に広く認知されるようになった。その後，著名人の食行動異常に関する自己開示が盛んになされるようになった。

　食行動異常の研究深化，予防的対応・早期介入の取組みの必要性は，以降，世界的な大きな声となったのである。

(2) 食行動異常や摂食障害・摂食障害傾向の要因に関する研究

近年，漸増する食行動異常や摂食障害・摂食障害傾向に関して，これまで多くの取り組みがなされ，現在も継続されている。食行動異常や摂食障害・摂食障害傾向に対する効果的支援を行うため，その要因に関する研究も多様である。

食行動異常の要因として，家族内要因，社会文化的要因，心理的要因，成熟拒否，医学的要因，身体イメージ要因などが列挙され（Polivy et al., 2002），食行動異常の理解の深化に大きな成果を上げつつある。ここでは食行動異常や摂食障害・摂食障害傾向の要因を類型化し，支援的アプローチの視点に資していく。

① 家族内要因

食行動異常や摂食障害・摂食障害傾向に関する家族内要因として，親子関係に注目する過保護や過干渉などの問題，あるいは，青年期における自我成長による心理的離乳の失敗・問題内在化，虐待，暴力，ネグレクト，性的暴力，家族機能不全などの影響が指摘される（大原，1989）。

南ら（2008）は，家族関係の様態によって，病態に差が存在し，近年，過食群の増加が見られるが，拒食群に比べて家族環境因子の影響をより強く受けている傾向があると指摘した。

しかし，家族内要因が明らかにされる一方，家族の過去を変容させることは物理的にかなわず，家族全体の構造を変えるには膨大なエネルギーが，支援者および被支援者両方に求められるため，研究が深化することにより家族内要因が強調されるほどに，その体験や経験の変容を目指し有効なアプローチを見出すことは難しくなる。

② 社会文化的要因

食行動異常や摂食障害・摂食障害傾向に関する社会文化的要因としてPolivyら（2002）は，痩身が美しさや健康を意味し，自己コントロールができている

という評価が与えられるその社会文化的傾向が，食行動異常の発現要因になると述べている。

　中井ら（2002）は，摂食障害臨床像に関する全国調査を実施し，その結果，摂食障害誘因はストレスとダイエットが2大因子になると述べている。現代社会では，痩身に高価値を見出す社会文化的傾向が強く，痩身が自己価値を高める手段であり，痩身の獲得にダイエット行動が生じ継続される。この経過が維持されることで，一層深刻な食行動異常に移行していく可能性があることが指摘される。

　日本でも，痩せ賞賛の影響によりダイエットが習慣化・定着化し，社会文化的影響が食行動異常と密接な関係を築いている。小澤ら（2005）は，女子大学生が受けるメディアの影響性や，女性誌購買習慣と，摂食障害傾向の関連を検討した。

　言い換えれば，食行動異常とは，社会文化的影響や人間関係なども考慮すべき臨床心理学的課題であることが示唆される（菅原ら，1998）。

　さまざまな社会的影響を受ける今日，同様な社会文化的影響のもとで影響を受ける者とそうでない者が存在する実態から，心理学的課題との接点にある社会文化を個人がどのように認知しているのか，その認知行動的枠組みの変容に食行動異常を予防・支援する可能性があるといえよう。

③　心理的要因

　Silverstone（1990）は，食行動異常と個人の自尊心の低さや性役割，抑うつ傾向が，関連していることを示している。食行動異常や摂食障害・摂食障害傾向に関する研究に，心理的要因をあげる研究も多い。

　馬場（1999）は拒食症の特徴として，禁欲傾向，極端に几帳面な強迫性などがあることをあげ，また，過食症にみられる特徴として，幼児的な家族内葛藤を持ち続けている未熟性や，ヒステリー的な自己顕示性，内的空虚感の訴え，愛情希求的で満たされないと激しい行動化を示す境界性性格などがあることを

挙げている。

　吾妻ら（2002）は女子大学生を対象に食行動の実態調査を行い，食行動の社会・心理的要因について検討し，その結果，摂食障害傾向が強いものは，他人好みに外見や態度を整えることで，周囲の賞賛や評価を得ることができ，それを自我の拠り所とする傾向が強い点を指摘している。痩せていることはメディアをはじめ世間一般に高評価の風潮があるため，痩せを追求していく行動へと直結すると考察している。

　水島（2001）は，摂食障害傾向に顕著な性格的特徴があることを示している。そこでは，個人の性格を7因子構造ととらえ，各性格因子のバランスにおいて正常との差を説明している。特に摂食障害に強く表れる性格因子のひとつ損害回避因子によって生じるストレスが，悪循環のパターンとなってダイエット行動が悪化していくモデルを示した。

　心理的要因が研究の中心になっている現状は，環境要因・社会文化的要因が同様であっても，食行動異常へ移行する者とそうでない者が存在することによるものと考えられる。自らを取り囲む環境・社会をいかに受け止めて，認知していくか，個人特有の枠組み，すなわち認知行動的枠組みの在り方が食行動異常の大きな促進要因となっていると言い換えることができる。

④　身体イメージ

　身体イメージ（body image）は，自己の身体外観（形状，形態，大きさ）に対してもつイメージや態度，ならびにその特性や身体部位に関して抱く感情と定義される。Buttom（1986）は，身体イメージの問題は，食行動異常予測因子のひとつであると指摘した。DSM-Ⅳ-TR（APA, 2004）の診断基準では，身体イメージの障害を，摂食障害要因のひとつとしてあげている。

　身体イメージの障害は，「身体イメージの歪み」と「不満足感」などの感情的側面から構成されている。身体イメージの歪みとは，具体的に，実際は痩せているにもかかわらず，太っていると認知することなど（APA, 2004）を意味し，

不満足感とは，自分の身体の理想体型と現実体型の差に存在する不全感を意味している。また不全感は，必ずしも身体全体ではなく，手や足，首等の各部分に対する不満足感である場合もある（Koff et al., 2001）。食行動異常や摂食障害・摂食障害傾向に影響を与える要因としては，身体イメージ不満足感の方が身体イメージの歪みよりも強く影響していることが指摘されている。臨床的特徴として，身体に関する自己評価および他者評価への意識が強く否定的であるという指摘（APA, 2004）もあり，身体イメージ不満足感は，社会文化的要因・心理的要因から構成されていることが推測できる。人が自らの身体イメージをどのように認知しているのか，認知行動的セルフモニタリングの視点から理解および支援していくことが求められる。日本とロシアの女子学生での比較調査報告によれば，日本の女子学生はより細身の身体イメージを理想としている結果が出ている。一方ロシアの女子学生は，より黒白思考（二分法，dichotomous）が目立つと報告されている（Oshio et al., 2012）。

⑤ 性差に関する研究

食行動異常や摂食障害・摂食障害傾向における性差に関する研究は，女子に対する研究が多くを占めている。1988年の調査研究において切池信夫は，女子短大生と看護学生に過食傾向症状を呈している学生が2.9％存在していることを報告している。中井ら（2003）は，大学・短大女子学生を対象に過去20年間，摂食障害の推移について実態研究を継続し，その結果，摂食障害の推定頻度は2002年頃に激増，特に非定型の摂食障害の増加が注目されるとしている。

一方，早野洋美（2002）は，このような女子学生における食行動異常や摂食障害・摂食障害傾向に関する研究は多数存在しているが，痩せを賞賛する社会文化が，男性社会の中にも生じているという視点を提起し，その中で，摂食障害傾向と認知行動療法における非合理的信念との関連を検討している。男子・女子ともに摂食障害傾向と強く関係している要因に，外的無力感があり，その無力感が内的バイアスと関係し，特に，男子は自己期待が摂食障害傾向と関連

していることを示唆している。浦上ら（2009）は，男子青年における痩身願望についての研究の中で，痩身による自己満足・自信の向上などの自己意識が，直接痩身願望に影響していることを明らかにしている。環境の認知，そして自らの期待と感情をどのように認知して行動につなげているのか，認知行動的セルフモニタリングの視点から男子と女子のそれぞれにある特有の理解および支援をしていくことが求められる。

⑥ 生物学的要因

摂食障害は，社会―心理―生物的要因の複合によって生じる。食行動異常や摂食障害・摂食障害傾向の原因に関し生物学的要因の研究も多くなされているが，現在，結論として原因を特定するには至ってはいない。しかし，遺伝子研究や脳画像解析など先端的な技術を駆使した研究が進められている。

摂食障害に遺伝的要因が関わっていることが示され，拒食症と過食症には異なった遺伝子が関与しており，また拒食症の遺伝率は過食症より高いと報告されている。また最近では，脳のセロトニン，ドーパミンおよびオピオイドの制御に障害があるとする研究，レプチンやグレリン等の摂食に関連するペプチドホルモンに関する研究（Monteleone, 2008；Kaye, 2008），思春期発症が多いことから自己免疫機序に関する研究，脳由来神経栄養因子（BDNF）も注目されている。脳画像による解析は多く報告されているが，その病態の原因を特定するには未だ至っていない。薬物療法に関する研究では，低体重・低栄養を呈する者へ抗うつ剤（SSRI）に関するエビデンスは限定的である。

一方，スウェーデン全国規模のコホート調査から，摂食障害の専門的治療病棟設立の結果，摂食障害の死亡率が大幅に改善したとの報告があった。この改善要因には治療体制の改善があげられる。すなわち，国民の摂食障害に対する認知の深化，重篤化する前の早期治療の開始が普及したことが指摘されている（Bulik, 2010）。ここでも，重篤化する前の環境調整や，認知の変容のための早期発見・早期介入の重要さが強調される。

以上のように，摂食障害の要因研究を，家族内要因，社会文化的要因，心理的要因，身体イメージ，性差に関する研究，生物学的要因に類型化し，その限界や要因を概観した。その結果，要因は，環境要因とそれを受容する側の個人要因に大別することができる。さらに，環境と個人行動の接点として，環境をいかに受け止め，認知し，自らの行動につなげていくか，バイアスを矯正していくか，正に，その接点としての認知行動的セルフモニタリングの視点が，すべての要因に大きく影響していることが推測された。

　個人と環境の関係の接点として存在する認知行動的研究がさらに促進され，具体的な介入・支援を効果的にしていくことが求められている。

第2節 食行動異常や摂食障害・摂食障害傾向のスクリーニング

(1) 摂食障害の診断基準・アセスメント基準

　摂食障害（ED：Eating Disorders）の診断基準は，アメリカ精神医学会（APA：American Psychological Association）によって示されているDSM-Ⅳ-TR（Diagnostic and statistical manual of mental disorders, 4th ed Text Revision. APA, 2004）において定義されている。Table 1 および Table 2 に示した。

　食行動異常の定義は，DSM-Ⅳ-TRにおいて，神経性無食欲症（AN：Anorexia Nervosa）と神経性大食症（BN：Bulimia Nervosa），特定不能の摂食障害（EDNOS：Eating Disorder Not Otherwise Specified）の大きく3タイプに分類されている。

　神経性無食欲症は，拒食を示し，食物を口にすることを重度に制限する制限型と，過食後に自己誘発性嘔吐や下剤などで代償行為を行うむちゃ食い・排出型に分類される。

　神経性大食症は，過食症を示し，自己誘発性嘔吐，下剤・利尿剤・浣腸の誤った使用，絶食，過度の運動等を定期的に行う排出型と，絶食，過度の運動等

のみを行う非排出型に分類される。

　特定不能の摂食障害は，吐き障害，夜間摂食症候群，過食をするが不適切な代償行為は行わない，摂食後に自己嫌悪，罪悪感，抑うつなどを呈するむちゃ食い障害（2013 年発表の DSM-Ｖでは，むちゃ食い障害は，新たに独立したタイプとなる），など。

　摂食障害は，さまざまな要因が指摘され，社会文化的環境のもとで個人の心身に関わる問題であり，各地域各時代によって異なった影響を受け，病態が変化し続けている（傳田，2003）。そのため，これらの基準は，その変化と実態

Table 1　摂食障害の診断基準（神経性無食欲症）　DSM-Ⅳ-TR

307.1 神経性無食欲症の診断基準
　A．年齢と身長に対する正常体重の最低限，またはそれ以上を維持することの拒否
　　（例：期待される体重の 85％以下の体重が続くような体重減少；または成長期間中に期待される体重増加がなく，期待される体重の 85％以下になる）
　B．体重が不足している場合でも，体重が増えること，または肥満することに対する強い恐怖
　C．自分の体の重さまたは体型を感じる感じ方の障害，自己評価に対する体重や体型の過剰な影響，または現在の低体重の重大さの否認
　D．初潮後の女子の場合は，無月経，すなわち月経周期が連続して少なくとも 3 回欠如する
　　（エストロゲンなどのホルモン投与後にのみ月経が起きている場合，その女子は無月経とみなされる）
　病型を特定せよ：
・制限型　現在の神経性無食欲症のエピソード期間中，その人は規則的にむちゃ食い，または排出行動
　　（つまり，自己誘発性嘔吐または下剤，利尿剤，または浣腸の誤った使用）を行ったことがない。
・むちゃ食い／排出型　現在の神経性無食欲症のエピソード期間中，その人は規則的にむちゃ食いまたは排出行動（自己誘発性嘔吐，または下剤，利尿剤，または浣腸の誤った使用）を行ったことがある。

出所）APA アメリカ精神医学会（2004）

Table 2　摂食障害の診断基準（神経性大食症他）　DSM-Ⅳ-TR

307.51 神経性大食症の診断基準
　A．むちゃ食いのエピソードの繰り返し。むちゃ食いのエピソードは以下の2つによって特徴づけられる。
　　(1) 他とはっきり区別される時間帯に（例：1日の何時でも2時間以内の間），ほとんどの人が同じような時間に同じような環境で食べる量よりも明らかに多い食物を食べること
　　(2) そのエピソードの期間では，食べることを制御できないという感覚（例：食べるのをやめることができない，または，何を，またはどれほど多く，食べているかを制御できないという感じ）
　B．体重の増加を防ぐために不適切な代償行動を繰り返す。例えば，自己誘発性嘔吐；下剤，利尿剤，浣腸，またはその他の薬剤の誤った使用；絶食；または過剰な運動
　C．むちゃ食いや不適切代償行動はともに，平均少なくとも3ヵ月間にわたって週2回起こっている。
　D．自己評価は，体型および体重の影響を過剰に受けている。
　E．障害は，神経性無食欲症のエピソード期間中にのみ起こるものではない。
　　病型を特定せよ：
　　　排出型　現在の神経性大食症のエピソードの期間中，その人は定期的に自己誘発性嘔吐をする，または下剤，利尿剤，または浣腸の誤った使用をする。
　　　非排出型　現在の神経性大食症のエピソードの期間中，その人は，絶食または過剰な運動などの他の不適切な代償行為を行ったことがあるが，定期的に自己誘発性嘔吐，下剤，利尿剤，または浣腸の誤った使用はしたことがない。
307.50 特定不能の摂食障害
　　特定不能の摂食障害のカテゴリーは，どの特定の摂食障害の基準も満たさない摂食障害のためのものである。
　　例をあげると，
　1．女子の場合，定期的に月経があること以外は，神経性無食欲症の基準をすべて満たしている。
　2．著しい体重減少にもかかわらず現在の体重が正常範囲内にあること以外は，神経性無食欲症の基準を全て満たしている。
　3．むちゃ食いと不適切な代償行為の頻度が週2回未満である，またはその持続期間が3ヵ月未満であるということ以外は，神経性大食症の基準をすべて満たしている。
　4．正常体重の人が，少量の食事をとった後に不適切な代償行動を定期的に用いる。（例：クッキーを2枚食べた後の自己誘発性嘔吐）。
　5．大量の食事を噛んで吐き出すということを繰り返すが，呑み込むことはしない。
　6．むちゃ食い障害：むちゃ食いのエピソードを繰り返すが，神経性大食症に特徴的な不適切な代償行動の定期的な使用はない（研究用基準案についてはDSM-Ⅳ-TRの付録B参照）。

出所）APAアメリカ精神医学会（2004）

に応じて改訂が常に継続的になされている。

　また，食行動異常は，拒食と過食は，拒食から過食へ，過食から拒食へと変わることもよくある。さらに，食行動の歪みは診断基準を満たさなくとも，極端な食行動が長期にわたって続けられると，身体的および心理的発達にさまざまな悪影響を及ぼすことが指摘されている。予防的対応，早期介入が，求められている。

(2) 神経性無食欲症・神経性大食症の概念変遷

　神経性無食欲症に関する，診断基準として有効とされる最初の記述は，Morton（1689）によって定義された「消耗病あるいは消耗のための遂行」であるといわれている。その後，神経性無食欲症様症例の経験的蓄積による研究が深化し，Gull（1874）によって神経性無食欲症（AN：Anorexia Nervosa）と命名された。

　日本においては，青木ら（1976）により神経性無食欲症が医学的見地から報告されたのを皮切りに，多くの研究・分析・アプローチがなされることとなった。

　神経性大食症は，1970年代に入り，過食行動を主症状とする症例が増加したことで，神経性無食欲症とは異質な食行動異常が注目され，Russell（1979）は，過食行動と自己誘発性嘔吐を行動的特徴，肥満恐怖を心理的特徴とした症例を示し，過食行動を主症状とする摂食障害を神経性大食症（BN：Bulimia Nervosa）と命名した。ここから神経性大食症には，神経性無食欲症と独立した診断概念が与えられることとなった。DSM-Ⅲ（APA, 1980）には診断基準として摂食障害（ED：Eating Disorder）が定義され，神経性無食欲症と神経性大食症が独立した摂食障害タイプとして決定された。

　また，近年の摂食障害や食行動異常の特徴として，食事をしない，あるいは食事制限をするという従来の神経性無食欲症に比較して過食症状を呈する神経性無食欲症，さらに過食症状のみを示す神経性大食症の数が増加傾向にあるこ

とがあげられている（切池，1988）。今後も，特定不能の摂食障害（EDNOS：Eating Disorder Not Otherwise Specified）が漸増することが指摘され，障害のスペクトラム化が提唱されている。

　食行動異常や摂食障害・摂食障害傾向のとらえ方は，社会文化・時代の変化により変容しており，今後，さらなる症例分析がなされ，知見が蓄積され，診断基準もそれに関係づけられて再構成されていくであろう。

第3節 食行動異常や摂食障害・摂食障害傾向と認知行動療法

　食行動異常や摂食障害・摂食障害傾向の治療論として有効性が指摘されているものに認知行動療法（CBT：Cognitive Behavior Therapy）がある（青木，2004；中川ら，2003）。

　本岡寛子ら（2005）は，過食事例心理アセスメントにおいて，クライアントに「個人的な非機能的思考や情緒」「体型や体重への偏った見方」「自尊心の低さ」「過剰咀嚼と吐き出し」などがあることを指摘し，治療仮説モデルを呈示した。過剰咀嚼生起状況のセルフモニタリング，認知的再構成による思考修正と刺激統制・代替行動習得により，過食刺激統制および代替行動の習得，過食行動解消事例の結果を得ている。

　熊野宏昭ら（1997）は，過食群に対して，心理教育やセルフモニタリングとともにアサーション・トレーニングを行った結果，症状の改善が見られたことを報告している。そこで，認知行動療法の効果的側面として次の指摘をしている。

　i　実験的に効果が確認された行動技法の利用ができる。
　ii　少なくとも神経性過食症に対しては認知行動的技法本来の効果が期待できる。
　iii　治療を支持的に進めやすい。

熊野らは，認知行動療法によるカウンセリングアプローチを受け約1年で回復した神経性食欲不振・過食症の事例を提示しながら考察を深めている。治療効果が実証されているオペラント条件づけ技法とアサーション・トレーニングが基本的に有効であったが，その自己主張訓練も心理教育的アプローチを導入する前にはうまく機能しなかったことから，心理的教育，セルフモニタリング，認知再構成法も，治療全体の中で一定の役割を果たした可能性があると考えている。また認知の変容に関してセルフモニタリングの影響の重要さを強調した。

　小牧元ら（1999）も，過食症の臨床特徴を調査した結果，体重変動の大きさと身体感覚への気づきの欠如等の心理傾向の存在を指摘している。過食がいけないことであるとの認識に注目するのではなく，早期治療観点から食事の質を高め，自然な経験的気づきを回復し，セルフモニタリングにより心理課題を解消していくことの有効性を強調している。

　認知行動療法は，神経性大食症に対して認知的技法本来の効果が多く指摘されることから，今回，本書では食行動異常のうち特に過食行動に焦点を当て，行動変容要因である認知行動的セルフモニタリングに関する基礎的検討を進めていく。認知行動的セルフモニタリングとは，状況や自己のさまざまな側面について選択的に注意を向け，情報を収集することであると定義しよう。

第4節 認知行動的セルフモニタリングの概要

(1) 認知行動療法の概念

　認知行動療法は，カウンセリングの理論体系である。そこでは，個人の認知的枠組みである認知構造に注目し，行動へ及ぼす影響を扱う。行動理解のために，その環境を個人がどのように認知しているかをカウンセラーとクライエントが共有することが最も重要となる。認知と行動・感情・身体が相互に関連し

問題傾向が生じる。問題傾向を予防・対応していくために個人の認知変容を図る。クライエントの認知構造をアセスメントし，心理教育・セルフモニタリング・認知再構成法によって適応的行動へ変容させていく。その際，重要なのはセルフモニタリングによって自らが自己覚知の枠組みを把握していくことである。

①　パーソナリティ形成について

　行動を導く重要な要素は認知である。自らを取り巻く環境をどのようにみるかという認知によって行動・感情・身体などが影響されパーソナリティが形成されている。適応の問題は，個人特有な認知活動の媒介によって学習された結果か，または必要な学習の欠落の結果である。よって，適切な学習を再習得することによって不適応なパーソナリティから適応的パーソナリティへの変容がなされる。

②　認知行動療法の目指すゴール

　認知行動療法の目指すゴールは，認知の歪みを修正・消去し，未習得スキルは新たな認知学習で習得し，行動・感情・身体の関連を適応させていくことである。

　認知行動的セルフモニタリングを心理教育し，認知再構成法によって，より適応的な認知の枠組みを獲得していく。心理教育による日常的トレーニングを積み重ねることにより成功体験を継続的に経験し，最終的にクライエントの自己効力感を向上させ，自己コントロールできるようにすることがゴールである。

③　カウンセリング過程

　認知行動療法におけるカウンセリングの過程は，まずクライエント自己内に形成されている枠組みを，認知行動的視点からカウンセラーと協同で認知行動的セルフモニタリングの一般的仮説モデル（Figure 2）に基づいてアセスメン

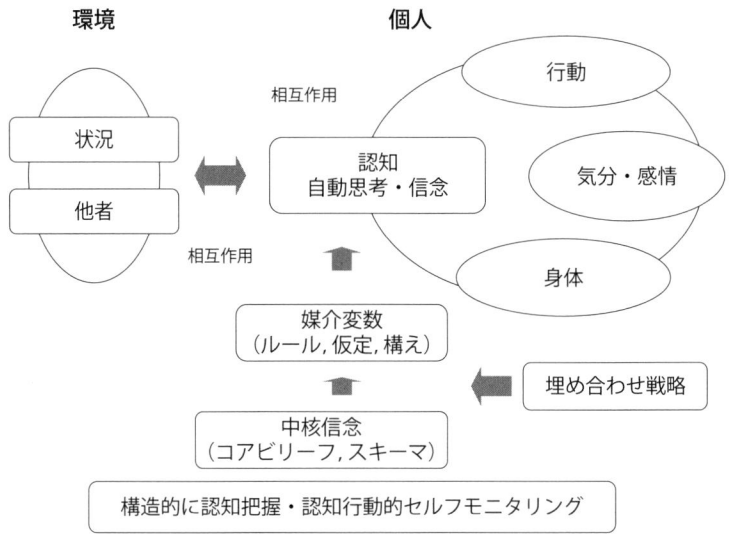

Figure 2　認知行動的セルフモニタリングの一般的仮説モデル

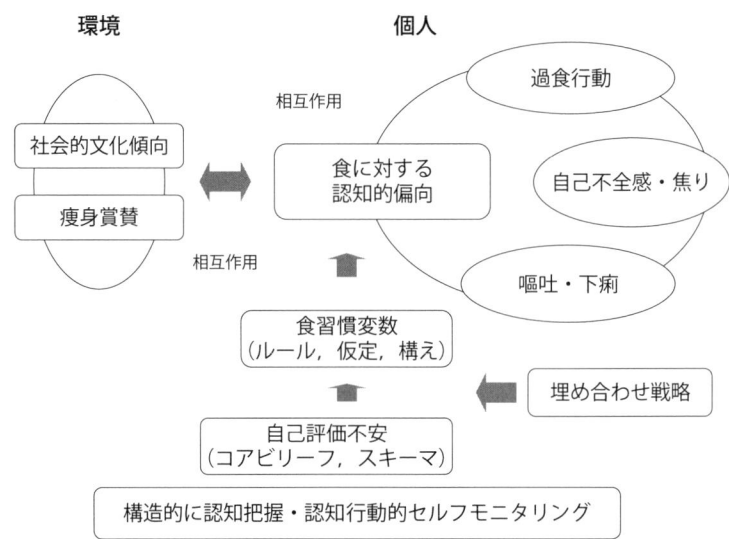

Figure 3　過食行動に関する認知行動的アセスメントモデル例

トを行うことから始まる。クライエントの環境と個人の信念や価値観，認知行動的セルフモニタリングなどの認知スタイルに注目し，不適応状態に陥っている悪循環を発見していく。このモデルを過食行動に用いた認知行動的アセスメントモデル例（山崎，2012）を Figure 3 に示した。

　この Figure 3 の過食行動に関するアセスメントモデルを，具体的に，ひとつ例示してみよう。個人は，その所属する社会における文化的傾向に大きな影響を受けている。今日の社会においては，美意識のあり方や医学的・健康的理由から痩身が賞賛され，肥満は忌避される傾向が強い現実がある。さらに美食ブームによるさまざまな食欲を誘うメディア環境も同時に存在している。その矛盾した社会環境に置かれている現実が現代なのである。その矛盾した環境に身を置きながら，個人は社会的に適応するべきであるとのコアビリーフあるいはスキーマにより個人の食習慣を学習の結果形成し，一方，美食の刺激から過食行動の後に，自己不全感や焦りを感じ，その後，自己嫌悪に陥り，嘔吐・下痢を繰り返す。食べてしまった自分を責め，自己コントロール感の喪失，自信の低下等の食と社会的不適応感に関するネガティブな悪循環を重ねていくのである。そこでカウンセリングにおいて，個人はこの自らの認知行動的セルフモニタリングを認知し，その悪循環を良循環に変えていくトレーニングをすることとなる。そこでカウンセラーは次に，アセスメントに基づき，面接のプログラムを立案する。

　カウンセラーはカウンセリングプログラムの過程で，心理教育をクライエントに実施し，課題を提示し，体験実施および宿題（ホームワーク）を，繰り返していく。その際，アセスメント，ゴールセッティング，プログラム，ホームワーク，強化，消去，般化など，クライエントの状態に応じてプログラムの修正を柔軟に適切に変えていく。技法としては，筆記法，モデリング，ソーシャルスキル訓練，自己コントロール，コラム法，認知再構成法，問題解決法，行動実験法等，効果の実証されているパッケージを事例に応じて体系的に用いる。認知行動療法の実施に至るまでは，これらの概念がカウンセラーとクライエン

トの間で共有されることが重要であり，エビデンスに基づいた視点からのトレーニングが求められる。そこには教示的要素が強く含まれるが，協働作業であるという認識が必須である。

カウンセリング場面だけではなく，日常生活において認知行動的セルフモニタリングを実施し，認知変容による行動変容へつなげ，自己効力感が向上し，セルフカウンセリングが可能になった段階で終結となる。適切な認知行動的セルフモニタリングの習得がカウンセリング成功の鍵となる。

(2) 認知行動療法における認知行動的セルフモニタリング

過食行動への認知行動療法における心理的アプローチは，日常の生活管理が重要となる。クライエントにとって長年にわたって形成されてきたパーソナリティや生活習慣の変更を求められるため，心理的負担があることは事実である。自ら努力しても外的強化（external-reinforcement：外部からの評価により，外部から強化子を得る。すなわち，他者から認められたり報酬を与えられたりする）が恒常的に得られにくい場合が多い。行動の自己コントロールは，自己強化（self-reinforcement：自らのモニタリングにより自己評価を行い，自ら自分に強化子を与える。すなわち自分で自分を褒めるなど）が大きく関与する。自己コントロール可能性の向上によって，認知行動療法の終結を迎える。その際，認知行動的セルフモニタリングが重要な位置を占めている。また，セルフモニタリングは態度変容にかかわるだけでなく（水野，1994），行動パフォーマンスの向上にも関連し（小堀ら，2001），セルフモニタリングの個人差は一般的な行動コントロールを予測する。行動生起の要因としては行動コントロールにおいてセルフモニタリングが一定の機能を果たしている（根本，2003）。

自己コントロール理論における自己調整（self-regulation）モデル（Bandura, 1986）において，行動の自己コントロールは，自己行動をセルフモニタリング（自己観察）し，その内容と自己のもつ基準とを比較して行動を評価（自己判断）

し，その結果に応じて行動を統制する（自己反応）というプロセスの整合性が強調されている（春木，2004）。問題行動の減少という目標が達成されるまで，このプロセスは繰り返される。行動の自己コントロールにおいて，セルフモニタリングや問題の自己評価は，行動化の段階に至るために重要な位置を占めている。

　セルフモニタリングを，自己覚知し行動調整を行う個人のスキルと定義し，セルフモニタリング尺度（石原ら，1992；岩淵，1996）が作成されている。しかし，これらは社会的な適切さに対する感受性の強さを測定する傾向が強い。セルフモニタリングを行うときに，自己行動を観察するだけではなく，観察された行動に対する認知的過程も含まれる。すなわちセルフモニタリングは，行動や環境といった外的状況に対するモニタリングだけでなく，観察された行動を認知し，自分のこととして考える内省的な意識過程すなわちモニタリング認知を含むのである。

　セルフモニタリングを測定する場合，モニタリング認知の側面を抜きにして，外的状況への適応に対するセルフモニタリングを中心に測定しようとすることは十分ではない（土田ら，2007）。

　以上から，過食行動に対する支援に関する基礎的研究において認知行動的セルフモニタリングのうちモニタリング認知に関する基礎研究が，ここで求められるのである。

　次の第2章においては，食行動異常と認知行動的セルフモニタリングの関係を明らかにする。

(3) カウンセリングにおける認知行動的セルフモニタリング変容の実証

　認知行動療法のゴールは心理教育による認知行動的セルフモニタリングを行い，認知再構成を可能にし，症状の改善をはかることである。

　過食を含む行動の自己調整においては，行動的側面をモニタリングするだけ

でなく，モニタリングされたことを認知する内省的な意識過程も重要である。

　過食行動に際して，自己の状態に対する認知は，自分の内的状態の覚知が難しい傾向と関連している。自己の感情覚知に乏しい傾向は，自己の内面や行動を内省的に振り返ることを阻害し，過食行動の悪循環を継続させる要因となる。よって，カウンセリング過程において，自己の状態を適切にモニタリングすることを，エビデンスに基づいた心理教育により実証していくことが重要である。

　第4章において，カウンセリング事例研究を通じて過食行動と認知行動的モニタリング変容を，事例研究において実証していく。

第2章
食行動異常と認知行動的セルフモニタリングの関係

はじめに

　第1章では，食行動異常や摂食障害・摂食障害傾向の要因を分類し，摂食障害の診断基準や概念の変遷をとらえた。同時に治療論としての有効性が指摘されている認知行動療法を概観し，行動変容において重要な鍵概念となる認知行動的セルフモニタリングの重要性および研究の問題点について述べた。

　こうした中で，痩身を賞賛する社会文化的影響などを個人が受けて生じる認知的歪みやセルフモニタリングの在り方が過食行動への悪循環を生じさせるモデル（Figure 3）を示した。食行動異常は，今日，健常者においても散見され，摂食障害と類似する食行動を呈する者も増加傾向にあり，その境界が不明瞭になっている。

　食行動異常から摂食障害へ移行することを予防するためにも，食行動異常と，認知行動的セルフモニタリングの関係を検討することは，クライエント援助の実践に際し，重要な示唆を得ることができる。

　本章では，神経性大食症に対して，認知的技法本来の効果が多く指摘されることから（熊野ら，1997），食行動異常のうち特に過食行動に焦点を当てた調査を実施し，それを分析することで，基礎的検討を進めていく。

第1節
本研究に用いる尺度について

　本書は，過食行動を理解し，予防・介入する認知行動的カウンセリング支援のための，認知行動的セルフモニタリングの各因子構造を確認し，各因子のどれが過食行動に影響を及ぼす因果関係を有しているのかを検証し，カウンセリング心理査定・経過に資していくのが目的である。なお，認知行動的セルフモニタリングが過食傾向に与える影響についての検討については，大学生を対象に行った。これは，過食行動の好発年齢にあたる，青年期にある大学生に対して調査研究を深化させ予防的かかわりをもつことの重要性に対応しているからである。

(1) 食行動異常評価尺度

　神経性無食欲症や神経性大食症におけるアセスメント質問紙には，Garnerら（1979）の開発した神経性無食欲症対象 EAT（Eating Attitudes Test），さらに過食行動も評価できる EDI（Eating Disorder Inventory）（Garner, 1983）がある。また，Bulimic Investigatory Test Edinburgh（Henderson & Freeman, 1987）などの神経性大食症を対象とした尺度が開発されている。いずれも神経性大食症を診断するためのもので，健常群に対して行うものとしては，負担がかかる項目もみられる。

　近年のものとして Garner（1991）が EDI-91（Eating Disorder Inventory-91）を作成しており，北川ら（1995）が女子大学生に実際に実施しているが項目が91 もあることなど，他の尺度と同時記入するために項目数が大きくなりすぎる難点がある。

　前田ら（1993）は食行動異常評価尺度（EDI）を日本語訳し，健常群および摂食障害群の病態の違いを明示した。そこで本研究においては，青年期の健常群に対して過食傾向調査を実施することから，健常群の食行動異常傾向につい

て検討されている食行動異常評価尺度（EDI）（前田ら訳，1993）を用い同時にこれについての精選を実施する。

(2) 認知行動的セルフモニタリング尺度

　過食行動と認知行動的セルフモニタリングについて，髙橋ら（1997）は，外界適応に努力しながら不適応感が大きく，他者従属的，感情抑制的な適応パターンを神経性大食症の特徴であるとし，他者評価に過敏で自己不全感が大となりやすく，陰性感情が溜まりやすい傾向を指摘している。

　田辺（2003）は，「良い人間関係」を構築，自らの心の安定を意識し，感情表出をコントロールし，葛藤・不安から逃れるために過食行動に至ることを指摘している。

　大森（2005）は，外界の認知，対人関係，ストレス，ストレスコーピングなど，食行動に影響を与えるすべての日常的要因をモニタリングして把握する重要性を示唆している。

　土田ら（2007）は，認知行動的立場における行動コントロールにおいて，セルフモニタリングは行動に対するモニタリングだけでなく，モニタリングされた行動に対する認知も重要であるとして認知行動的セルフモニタリング尺度を作成している。

　本研究では，食行動異常評価尺度と，これまでのセルフモニタリング尺度では考慮されていなかった，モニタリングされたことを自分のこととして認知する内省能力を追加したセルフモニタリング尺度を用いるとともに精選を実施する。

第2節
実施調査概要

(1) 解析対象者

　東京都内の大学生282名に質問紙配布，欠損値処理をした262名（男子91名，

女子 171 名）を解析対象とした（有効回答率 93％）。平均年齢は男子 22.87（SD = 1.30）歳，女子 19.64（SD = .95）歳。BMI（Body Mass Index：体格指数）は，男子 21.5（SD = 1.42），女子 20.2（SD = 1.42）であった。

(2)　調査時期・手続き

2010 年 6 月～10 月　講義終了後実施，即時回収した。インストラクションにおいて回答はすべて個人を特定せず，統計的処理をすること，また，回答は任意であることをフェイスシートに明記し，調査の倫理面の配慮をした。

(3)　質問紙内容

①　フェイスシート

無記名，性別，年齢，身長，体重。

②　食行動異常評価尺度

食行動異常傾向尺度（前田，1993）から，改変。過食傾向に注目し，Bulimia 群と健常群に有意差がみられない「自己のボディイメージ」は削除した。さらに，因子負荷量.35 以下を除く 5 因子 40 項目を使用した。「1. 全くあてはまらない」「2. あまりあてはまらない」「3. ややあてはまらない」「4. ややあてはまる」「5. あてはまる」「6. よくあてはまる」の 6 件尺度法を採用した。

③　認知行動的セルフモニタリング尺度

認知行動的セルフモニタリング尺度（土田ら，2007）17 項目。「1. 全くあてはまらない」「2. あまりあてはまらない」「3. どちらともいえない」「4. ややあてはまる」「5. よくあてはまる」の 5 件尺度法。

第3節
因子分析と因子尺度構造確認

(1) 食行動異常評価尺度の因子分析

　食行動異常評価尺度が，今回のサンプリングにおいても妥当性・信頼性が示されるかどうか確認を行う。また，尺度における下位因子構造を明らかにし，因子の命名を行う。

　因子分析は，両尺度ともに下位因子間の内容的相関が予想されるデータであるため，Varimax 回転（直交解）を棄却し，主因子法 Promax 回転（斜交解）を選択して実施した。固有値およびスクリープロットから5因子構造を妥当とし，再度5因子を仮定して回転による因子分析を行った。その結果，最大因子負荷量が.35以下の項目や多重負荷量をもつ4項目を削除し，最終的に5因子36項目が抽出された。Promax 回転後の因子パターンを Table 3 に示す。

　各因子の解釈は，第1因子は，「自分でやめられないほどむちゃ食いをしてしまう」「イライラすると食べ始めるのではないかと心配だ」「他の人の前ではほどほどに食べるが，他人がいないと食べすぎる」など，大食についての項目から成立している。当該9項目の因子負荷量が高かったため「過食傾向」と命名した。第2因子は，「自分の感情には何と表現したらよいのかわからないものがある」「感情をコントロールできなくなるのではないかと心配だ」「自分の感情が何なのか混乱してしまうことがある」など，感情の不安定さについての項目から成立している。当該10項目の因子負荷量が高いため「情緒不安定性」と命名した。

　第3因子は，「体重がふえるのは恐い」「痩せたい気持ちでいっぱいである」「食べ過ぎた後，何かいけないことをしたような気になる」など，体重の増減についての不安や願望の項目から成立している。当該6項目の因子負荷量が高かったため「肥満恐怖・痩せ願望」と命名した。

　第4因子は，「自分の感情をはっきりと言葉にできる」「自分が当然のこと

Table 3　食行動異常評価尺度の因子分析結果（主因子法　Promax 回転）

	F1	F2	F3	F4	F5	共通性
第1因子　過食傾向（α=.92）						
7　自分で止められないほどむちゃ食いをしてしまう	.927	.020	−.104	.040	−.054	.728
19　食べ過ぎてしまう	.798	.035	.061	−.022	−.166	.627
16　むちゃ食いのことが頭に浮かぶ	.782	.049	−.017	.076	.023	.648
23　イライラすると食べ始めるのではないかと心配だ	.738	.047	.048	−.038	.036	.668
29　こっそりと人には内緒で食べたり飲んだりする	.732	−.108	.013	−.119	.091	.558
2　イライラすると食べる	.728	−.049	.032	−.011	−.148	.453
12　自分の胃袋は大きすぎると思う	.707	.009	.042	.162	−.057	.514
26　他の人の前ではほどほどに食べるが，他人がいないと食べすぎる	.659	−.038	.087	−.071	.111	.579
39　自分の胃袋はちょうどよい大きさだと思う（逆転項目）	−.521	.018	−.012	.130	−.003	.299
第2因子　情緒不安定性（α=.91）						
22　自分の感情には何と表現したらよいのかわからないものがある	−.137	.866	−.069	.071	−.071	.532
17　自分の中で何が起こっているのかわからない	.029	.822	−.064	−.043	−.023	.666
28　感情をコントロールできなくなるのではないかと心配だ	.087	.772	−.153	.027	.031	.604
1　自分の感情が何なのか混乱してしまうことがある	−.030	.759	.060	.046	.034	.600
11　無力感を感じる	.132	.732	−.068	.119	−.153	.455
25　空しい気持ちだ	.028	.712	−.021	−.089	.083	.641
6　気が動転すると，悲しいのか，恐いのか，腹が立っているのかわからない	−.090	.696	.113	.033	.094	.557
20　自分の感情が激しすぎるとき，恐い感じがする	.124	.608	−.047	.220	.153	.530
32　自分は役立たずだと思う	.059	.580	.036	−.202	−.031	.491
36　自分の気持ちを他人にどう表せばいいのか困ってしまう	−.207	.577	.098	−.258	.047	.463
第3因子　肥満恐怖・痩せ願望（α=.91）						
31　ダイエットすることを思い浮かべる	.105	−.109	.903	.039	−.096	.817
4　痩せたい気持ちでいっぱいである	.081	−.136	.861	−.012	.071	.789
9　体重がふえるのは恐い	−.027	.075	.837	.156	.014	.744
34　少し太ると，どんどん太ってゆくのではないかと思う	.125	.063	.606	−.022	.079	.572
14　体重は重要だと過大に考える	.260	.069	.470	.067	.110	.561
37　食べ過ぎた後，何かいけないことをしたような気になる	.366	.022	.407	−.068	.050	.542
第4因子　自己表明（α=.74）						
10　自分の感情をはっきりと言葉にできる	.086	.063	−.007	.848	.011	.687
3　自分の気持ちや考えを言葉にできる	.110	−.029	−.002	.714	.102	.522
38　他の人とたやすく話ができる	−.188	.041	.136	.517	−.126	.320
40　自分が当然のことだと思うものは実行可能だ	−.236	−.007	.103	.448	.010	.256
15　自分の感情をあけっぴろげにする	.261	.037	−.100	.431	.060	.224
30　自分は価値のある人間だと思う	−.062	−.343	−.099	.424	.134	.406
27　親しい友人がいる	−.143	.118	.316	.393	−.252	.243
第5因子　成熟拒否（α=.78）						
5　人は子どものときが一番幸せなのだと思う	−.120	−.084	.040	.118	.872	.636
8　今までの人生で一番幸せなのは子どものころであった	−.004	.070	−.067	−.034	.761	.614
24　安定した子どものころに戻ればいいのにと思う	−.096	.120	.048	−.012	.732	.610
35　もっと年が若かったらと思う	.039	−.002	.010	−.026	.447	.223

因子間相関	F1	F2	F3	F4	F5
F1		.525	.599	−.094	.458
F2			.388	−.319	.562
F3				−.037	.350
F4					−.093

だと思うものは実行可能だ」「自分は価値のある人間だと思う」など，自己表現が自然にできる行動項目から成立している。当該7項目の因子負荷量が高かったため「自己表明」と命名した。

第5因子は，「今までの人生で一番幸せなのは子どものころであった」「安定した子どものころに戻ればいいのにと思う」「人は子どものときが一番幸せなのだと思う」など成長に対する否定的な思いに関する項目から成立している。当該4項目の因子負荷量が高かったため「成熟拒否」と命名した。

内的整合性を検討するために，各下位尺度について Cronbach の α 係数を算出したところ，「過食傾向」α = .92，「情緒的不安定」α = .91，「肥満恐怖・痩せ願望」α = .91，「自己表明」α = .74，「成熟拒否」α = .78 となり，それぞれの下位尺度に十分な信頼性が確認された。

(2) 認知行動的セルフモニタリング尺度の因子分析

認知行動的セルフモニタリング尺度が，今回のサンプリングにおいても妥当性（validity）・信頼性（reliability）が示されるかどうか確認を行う。また，尺度における下位因子構造を明らかにし，因子の命名を行う。

前述したように，因子分析は，両尺度ともに下位因子間の内容的相関が予想されるデータであるため，Varimax 回転（直交解）を棄却し，主因子法 Promax 回転（斜交解）を選択して実施した。

固有値およびスクリープロットから3因子構造を妥当とし，再度3因子を仮定して回転による因子分析を行った。その結果，最大因子負荷量が.35以下の2項目を削除し，最終的に3因子15項目が抽出された。Promax 回転後の因子パターンを Table 4 に示す。

第1因子は，「自分が置かれたどんな場面でも，そこで求められていることにあうように行動することができると思う」「ある場面で求められることがわかれば，それにあわせて自分の行動を調整していくことはたやすい」「自分の行動がその場に適しているか，細かくチェックするほうだ」など，自らの行動

を環境に合わせて調整することに関する項目から成立している。当該6項目の因子負荷量が高かったため「行動モニタリング」と命名した。

第2因子は,「自分でもわからない気持ちがわいてくることが多い」「自分の行動と気持ちがどう関係しているのかわからないことがある」「自分でもなんだかよくわからない身体の感じがある」など,自らの心身行動に関する認知が十分にできず不安になる傾向の項目から成立している。当該5項目の因子負荷量が高かったため「モニタリング認知」と命名した。

第3因子は,「いろいろなことに対して,その理由を考えるほうだ」「結論だけでなく,その理由や過程を知りたいと思うほうだ」「起こった出来事につ

Table 4 認知行動的セルフモニタリング尺度の因子分析結果（主因子法 Promax 回転）

	F1	F2	F3	共通性
第1因子　行動モニタリング（α=.77）				
11　自分が置かれたどんな場面でも,そこで求められていることにあうように行動することができると思う	.750	.006	-.171	.501
17　ある場面で求められることがわかれば,それにあわせて自分の行動を調整していくことはたやすい	.674	-.109	-.002	.463
7　ある場面で他のことが求められていることに気がつけば,それに応じて自分の行動を調整していくことができる	.657	-.016	.052	.458
9　他の人に与えたいと思う印象どおりに付き合い方を調整していくことができる	.616	.030	-.015	.374
14　何か適切でないことを言ってしまったとき,相手の目を見てそのことを大体見分けることができる	.515	.058	.073	.302
3　自分の行動がその場に適しているか,細かくチェックするほうだ	.394	.144	.196	.278
第2因子　モニタリング認知（α=.79）				
8　自分でもわからない気持ちがわいてくることが多い	-.003	.842	-.052	.699
6　自分の行動と気持ちがどう関係しているのかわからないことがある	.015	.737	-.014	.541
4　自分の気持ちが今どうなのか,わからなくてとまどうことが多い	-.062	.636	.075	.423
15　自分でもなんだかよくわからない身体の感じがある	.040	.596	-.06	.349
12　自分のからだの調子がどうなっているか,わからないことのほうが多い	-.010	.492	.006	.243
第3因子　環境モニタリング（α=.76）				
13　起こった出来事について,細かく考えをめぐらせるほうだ	.035	.070	.764	.622
16　いろいろなことに対して,その理由を考えるほうだ	.113	.022	.739	.622
10　ある出来事がなぜ起こったのかを,わざわざ考えようとは思わない（逆転項目）	.169	.123	-.726	.460
5　結論だけでなく,その理由や過程を知りたいと思うほうだ	.058	.020	.548	.330
因子間相関	F1	F2	F3	
F1		.010	.351	
F2			.137	

いて，細かく考えをめぐらせるほうだ」など，出来事や自らを取り巻く環境について考える項目から成立している。当該4項目の因子負荷量が高かったため「環境モニタリング」と命名した。

内的整合性を検討するために，Cronbach の α 係数を算出したところ，「行動モニタリング」α = .77，「モニタリング認知」α = .79，「環境モニタリング」α = .76 となり，それぞれの下位尺度に十分な信頼性が確認された。

第4節 認知行動的セルフモニタリングと食行動異常の相関・因果関係

変数間の相関分析を実施（Table 5）。認知行動的セルフモニタリングの第1因子「行動モニタリング」は，食行動異常の「自己表明」と正の相関を示している。これから「自分が置かれたどんな場面でも，そこで求められていることにあうよう行動することができる」と認知している人ほど，「自分の感情をはっきりと言葉にできる」「自分は価値のある人間だと思う」と認識していることが推測される。

第2因子「モニタリング認知」との関連については，「過食傾向」「情緒的不安定性」「肥満恐怖・痩せ願望」「成熟拒否」と負の相関，「自己表明」と正

Table 5　認知行動的セルフモニタリングおよび食行動異常評価因子の相関

認知行動的セルフモニタリング	食行動異常評価尺度因子				
	過食傾向	情緒不安定性	肥満恐怖・痩せ願望	自己表明	成熟拒否
行動モニタリング	−0.07	0.01	−0.02	0.34***	0.00
モニタリング認知	−0.34***	−0.75***	−0.33***	0.32***	−0.35***
環境モニタリング	−0.14*	0.09	v0.03	0.18**	−0.07

*$p<.05$,　**$p<.01$,　***$p<.001$

の相関を示している。これから，自らの気持ちや行動・身体の状態など認知ができている人ほど，「自分が止められないほどむちゃ食いをする」傾向が少なく，感情がコントロールでき，感情をはっきりと言語化でき，「自分は子どものときが一番幸せ」などと思う傾向が少ないことが示唆される。

「環境モニタリング」との関連については，「過食傾向」と負の相関，「自己表明」が正の相関を示した。これは，「起こった出来事について，細かく考えをめぐらせられる」人ほど，「食べ過ぎてしまう」傾向が少なく，自分自身の気持ちや考えを言葉にできることが推測される。

また，男女別では，女子のみ「環境モニタリング」と「情緒不安定性」が正の相関を示している（Table 6, Table 7）。また，男子のみ「環境モニタリング」と「自己表明」で正の相関がみられた。男子は起こった出来事について考える人は，適切な自己表現ができ，自らの価値を認識していると示唆される。「環

Table 6 男子　認知行動的セルフモニタリングおよび食行動異常評価因子の相関

認知行動的セルフモニタリング	食行動異常評価尺度因子				
	過食傾向	情緒不安定性	肥満恐怖・痩せ願望	自己表明	成熟拒否
行動モニタリング	−0.08	−0.14	−0.02	0.47***	−0.01
モニタリング認知	−0.31**	−0.76***	−0.18**	0.28**	−0.52***
環境モニタリング	−0.04	0.11	0.04	0.35***	−0.04

$**p<.01, \quad ***p<.001$

Table 7 女子　認知行動的セルフモニタリングおよび食行動異常評価因子の相関

認知行動的セルフモニタリング	食行動異常評価尺度因子				
	過食傾向	情緒不安定性	肥満恐怖・痩せ願望	自己表明	成熟拒否
行動モニタリング	−0.10	0.07	−0.06	0.26**	−0.01
モニタリング認知	−0.23**	−0.69***	−0.21**	0.38***	−0.24***
環境モニタリング	−0.12	0.16*	0.03	0.10	−0.07

$*p<.05, \quad **p<.01, \quad ***p<.001$

境モニタリング」における男女差は，男子の場合は自己表現につながり，女子の場合は，逆に情緒不安定さにつながる点が，モニタリングの結果の行動の違いとして示唆に富んでいよう。

(1) 因子別男女比較

各尺度因子の性差における t 検定を実施した（Table 8）。食行動異常評価因子の「過食傾向」「情緒不安定性」「肥満恐怖・痩せ願望」「成熟拒否」において男子より女子が有意に高かった。これは，女子は男子に比べて，太ることへの不安や，痩身願望が強く，「自分で止められないほどむちゃ食いをする」ことが多く，「もっと年が若かったら」と願望し，自分の感情のコントロールがうまくとれない傾向があること，また，男子は「子どもの時が一番幸せだ」と思うことが，女子より少ない傾向が明らかになった。

認知行動的セルフモニタリング因子の「モニタリング認知」「環境モニタリング」に関しては，女子より男子が有意に高かった。これは，女子は男子に比

Table 8　因子別男女比較 t 検定

	男子（n=90）		女子（n=171）		
	平均値	SD	平均値	SD	t 値
認知行動的セルフモニタリング					
行動モニタリング	3.33	0.67	3.39	0.62	0.74
モニタリング認知	3.47	0.88	2.85	0.81	5.66***
環境モニタリング	3.85	0.71	3.65	0.78	2.03*
食行動異常評価					
過食傾向	2.30	0.88	3.19	1.22	6.78***
情緒不安定性	2.67	0.96	3.43	1.05	5.75***
肥満恐怖・痩せ願望	2.58	1.20	4.00	1.27	8.76***
自己表明	3.81	0.77	3.86	0.73	0.50
成熟拒否	2.78	1.03	3.13	1.16	2.35*

*$p<.05$,　***$p<.001$

べて，自分の行動と気持ちがどう関係しているのかわからない傾向が強く，男子は女子よりも，起こった出来事について理由を考える傾向，そして結論だけではなく，その理由や過程を知りたいと思う傾向が強いことを示している。

(2) パス解析

相関分析結果において，変数間相関がみられ，認知行動的セルフモニタリングの3つの下位因子が過食傾向に影響を与えているモデルを検討するために，パス解析を行った。その結果，モデル適合度は GFI = .999　AGFI = .994　RMSEA = .000 と十分な値が得られた。この結果を Figure 4 に示す。認知行動的セルフモニタリング因子が過食傾向に与える影響は，「モニタリング認知」が有意なやや弱い負の関連（$\beta = -.35$, $p < .001$）を示した。

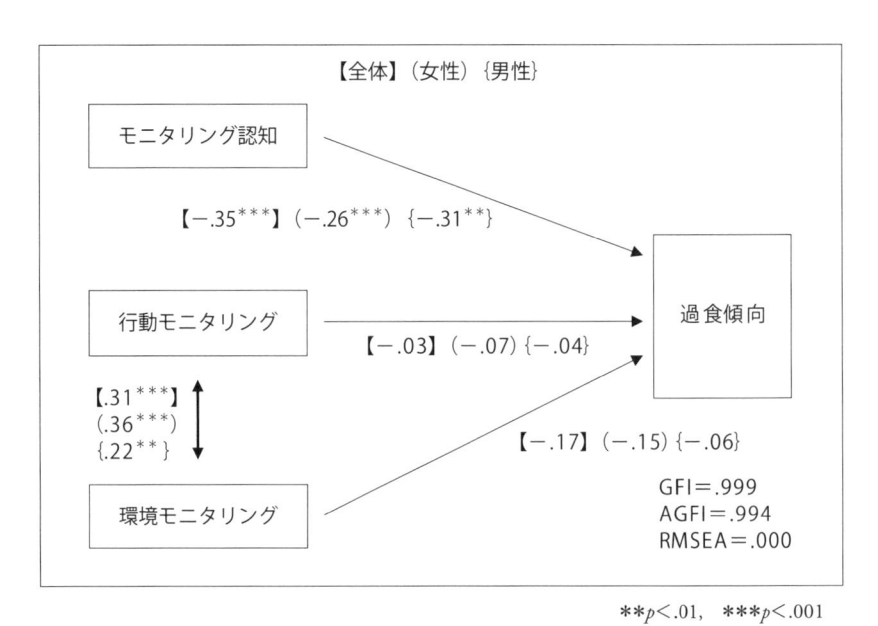

$**p < .01$,　$***p < .001$

Figure 4　認知行動的セルフモニタリングと過食傾向の因果関係

(3) 食行動異常評価尺度に基づいたグルーピングと認知行動的セルフモニタリング

　食行動異常評価尺度に基づき過食傾向を高・中・低群の3群に分類した。食行動異常評価尺度の各合計得点を平均値で2群に分類し，「過食傾向」「情緒不安定性」「肥満恐怖・痩せ願望」「成熟拒否」の平均値以上と「自己表明」得点の平均未満に属する群を「Bulimia傾向高群」「過食傾向」「情緒不安定性」「肥満恐怖・痩せ願望」のすべてが平均未満と「自己表明」の平均以上に属する群を「Bulimia傾向低群」，それ以外を「Bulimia傾向中群」とした。Bulimia傾向3群を独立変数，食行動異常評価尺度の下位因子を従属変数とする一元配置分散分析を行った結果，有意な群間差がすべてに0.1％水準でみられ，グルーピングの妥当性が示された（Table 9）。

　過食傾向認知行動的セルフモニタリング得点から「モニタリング認知」では，過食傾向低群が最も得点が高く，中群，高群と得点が順次低くなっていた。これは，過食傾向の強い人は，自分自身の感情や身体の状態についてモニタリング認知する力が弱いことを示唆している。また，他の因子では有意差がみられないことから，「行動モニタリング」は行動のコントロール認知，「環境モニタリング」は環境におけるイベントの結論や理由の認知に関する因子のため，自らの認知構造のモニタリング因子である「モニタリング認知」と同様の結果が得られないことが推測される。翻れば，環境や行動のモニタリングではなく，

Table 9　過食傾向3群別認知行動的セルフモニタリング得点分散分析

認知行動的セルフモニタリング	Bulimia傾向						F値	多重比較
	低群(n=42)		中群(n=194)		高群(n=26)			
	平均値	SD	平均値	SD	平均値	SD		
行動モニタリング	3.37	0.60	3.38	0.64	3.27	0.68	0.740	
モニタリング認知	3.79	0.68	3.00	0.82	2.37	0.74	27.851***	①＞②＞③
環境モニタリング	3.79	0.78	3.71	0.76	3.66	0.78	2.360*	

$*p<.05$,　$***p<.001$

自己認知の枠組みの在り方が過食傾向と密接に関連していることが示されたといえよう。

以上の，パス解析および分散分析により，認知行動的セルフモニタリングが過食傾向に与える影響は，「モニタリング認知」の低さと関連していることが明らかとなった。「環境モニタリング」や「行動モニタリング」のあり方ではなく，自己の感情や身体を自己覚知することの在り方が重要であることが明らかとなった。

自らの気持ちや身体の状態を受け止め理解し把握している場合，自分でコントロール不能なほど過食に陥らないことが推測され，逆に，過食傾向の強さは，自分自身の感情や身体を把握することが困難である状態を意味している。モニタリング認知のアセスメントとその心理教育が，予防支援にとって重要であることが証明された。

第5節
考察—認知行動的セルフモニタリングが過食傾向に与える影響

神経性大食症に対して，認知的技法本来の効果が多く指摘されることから，食行動異常のうち特に過食傾向に焦点を当て，認知行動的セルフモニタリングとの関連を明らかにした。認知行動的セルフモニタリングにおいて過食傾向と関連するのは，環境に適応する行動をモニターする「行動モニタリング」や，自分の置かれている環境や，身の回りに生じたイベントを認知していく「環境モニタリング」ではなく，自らの感情や考えを自らが認知していく「モニタリング認知」であることが明らかになった。ここで，自己理解・自己覚知の在り方が，過食傾向に大きく影響することを意味している。

これは，野上（1998）が，摂食障害が19世紀の後半に英仏で注目されはじめ，近年急増してきた病気であること，主として先進国にみられ，発展途上国では

いまだに稀な病気であることに対し，文化的同調障害と呼んだことの基礎的裏付けともいえよう。すなわち環境や自らの行動を適応させることが目的となる場合，過剰適応や価値の取り入れが過多となり，自らの認知や存在の意味が従属的になり，同調そのものが自己の存在にすり替わっていくことを示唆している。

自己内に生じる認知を自らが認知していくことが主体的な枠組みの構築となり，エビデンスに基づくカウンセリングの過程において，自らの文化に対する行動や感情をコントロールするようになることが，過食行動の神経性大食症への移行を防止するアプローチであることが証明される。

食行動異常は，今日，健常者においても散見され摂食障害と類似する食行動を呈する者も増加傾向にあることや，その境界が不明瞭になっていることが指摘されていることも前述したが，重篤な状況へ至るまえに，モニタリング認知の心理教育の重要性が示唆される。

認知行動療法が過食傾向に効果的なアプローチであることの事例報告が多いのは，正に，感情や身体状況の把握により自己理解の認知枠組みの再構成を目的とした心理教育を行うところに依拠していることがここでも補強される。具体的には，コラム法，筆記法等を用い，カウンセリング場面で，イベント（出来事）が生じたとき，自らの心に生じた気持ちを追想・記述し，カウンセラーと共有し，その生起プロセスを把握する等は，モニタリング認知を向上させる。すなわち，モニタリング認知の向上のために，日常，過食傾向の強いクライエントへ，自分の行動と気持ちの関連を心理教育しセルフモニタリングができるように援助していくことは，極めて重要な食行動異常への移行の予防となることが明らかとなった。

大学等学校現場においては，保健管理センターなどが実施する新入生オリエンテーション時にエクササイズやホームワークで，心理教育による認知，感情，身体反応，行動の関連を意識させていくことの重要性が，理論的に裏付けされる。

第3章

青年期学生における食行動

はじめに

　第1章では，食行動異常や摂食障害・摂食障害傾向の要因と，摂食障害の診断基準やその変遷を概観した。また有効な治療論である認知行動療法から，痩身賞賛の社会文化的影響を受けて生じる個人の認知的歪みやセルフモニタリングの在り方が過食行動への悪循環を生じさせるモデル（Figure 3）を示し，行動変容において重要な鍵概念となる認知行動的セルフモニタリング研究の重要性について述べた。

　第2章では，神経性大食症に対して，認知的技法本来の効果が多く指摘されることから，食行動異常のうち特に過食行動に焦点を当て，認知行動的セルフモニタリングとの関連を明らかにした。認知おいて過食傾向と関連するのは，自らの感情や考えを自らが認知していく「モニタリング認知」である。すなわち，自己理解・自己覚知のあり方が，過食傾向に多大なる影響を与えていることが明らかになった。

　現代社会では，健常者も痩身を求め，ダイエットは日常的な話題である。モニタリング認知が十分に機能せずに極端なダイエット行為や過食行動となる食行動異常は散見され，健康的な行為が，摂食障害へと悪化していくことも少なくない。小野ら（2005）は，摂食障害の診断基準は満たさない健常者においても，極端な過食や節食などの異常な食行動が長期にわたって継続していくと，

青年期の身体的・心理的発達にさまざまな悪影響を及ぼすことを報告している。重篤な摂食障害へ移行する前の段階で食異常行動を発見し，理解し，支援をしていくことが求められる。

　そこで，摂食障害と類似する食行動を呈する健常者も増加傾向にあること，その境界が不明瞭になっていること等から，食行動異常傾向の好発期とされる青年期学生を対象に，網羅的な実態調査を実施した。その状態を検討することは，食行動異常の問題に対する予防的援助の実践に際し重要な示唆を与えるので，本章ではその実態調査結果を詳しく分析していく。

第1節
食行動に関する実態調査

　現代の青年期学生を対象に「食と栄養機能」，および「食と病気」と「体型（BMI）」の関連性を検討するため，食に関する網羅的な実態調査を行い，今日における予防援助およびカウンセリングに資していくことを目的とした。

(1) 解析対象者・調査時期・手続き

　2010年，2011年，2012年と3年間にわたり東京都内の大学生，2010年6月137名（女子70名，男子67名），2011年6月160名（女子81名，男子79名），2012年6月104名（女子59名，男子45名）合計401名に質問紙を配布，欠損値処理をした2010年6月135名（女子70名，男子65名），2011年6月151名（女子75名，男子76名），2012年6月96名（女子55名，男子41名）合計382名（女子200名，男子182名）を解析対象とした（有効回答率95.3％）。平均年齢は19.7（SD＝1.7）歳。BMI（Body Mass Index：体格指数）は，男子21.3（SD＝3.00），女子20.2（SD＝1.4）。

　講義終了後に実施し，即時回収した。事前の説明として回答はすべて個人を特定せず，統計的処理をすること，また回答は任意であることをフェイスシー

トに明記し，調査の倫理面の配慮をした。

(2) 質問紙内容
① フェイスシート
無記名，性別，年齢，身長，体重

② 食と栄養機能に関する調査項目
　青年期学生の，食と栄養機能に関する実態を把握するために，食事の内容や食習慣，嗜好性や，食のバランスなどの観点から質問紙を作成した。

　まず，食品には，以下の3つの機能がある。生命維持のための「一次機能」（栄養面での働き）。美味しさ：感覚器官に対する香味成分の働きなど食事を楽しむ「二次機能」（嗜好面での働き）。そして，体調のリズム調節や疾病の予防・回復，老化防止など，健康を維持する「三次機能」（体調調節・生体防御面での働き）。また，三大栄養素は，タンパク質，脂質，糖質である。これらの観点と，食事時間や，一日の食事回数，嗜好傾向などの食習慣に関わる項目のリストアップを行った。研究者集団（医師，臨床心理士等）によって，KJ法（グループで，多くの断片的なデータを統合し問題解決を探るプロセスを有する分類法）を用いて質問項目の検討および精選を実施した。「1. 全くあてはまらない」「2. あまりあてはまらない」「3. どちらともいえない」「4. ややあてはまる」「5. よくあてはまる」の5件尺度法を使用した。その結果，食と栄養機能に関するアンケート（山崎・木谷，2012）57項目が決定された。

③ 食と病気に関する調査項目
　青年期学生の食と病気に関する実態を把握するために，食に関する行動と意識の両面からなる質問紙を作成した。まず自らの体重に関する意識と行動，痩せや肥満に対する視点，行動としての嘔吐，むちゃ食い，食に関する意識・価値などに関わる項目，さらに既存の摂食障害尺度項目を参考にした項目をリス

トアップした。

　項目は，研究者集団（医師，臨床心理士等）によって，KJ法を用いて検討および精選を実施した。その結果，食と病気関するアンケート（山崎・木谷，2012）44項目が決定された。

　「1. 全くあてはまらない」「2. あまりあてはまらない」「3. どちらともいえない」「4. ややあてはまる」「5. よくあてはまる」の5件尺度法を使用した。

第2節
因子分析と因子尺度構造

(1) 食と栄養機能に関する質問項目の因子分析

　食と栄養機能に関する質問項目に対しその構造を明らかにしていくために探索的因子分析を行った。また今回のサンプリングにおける信頼性も確認していく。そのために主因子法による因子分析を実施し，固有値およびスクリープロットから5因子構造を妥当とし，再度5因子を仮定して主因子法Promax回転による因子分析を行った。その結果，最大因子負荷量が.35以下の項目をもつ項目を削除し，最終的に5因子43項目が抽出された。Promax回転後の因子パターンをTable 10に示す。

　第1因子は，「生クリームやバターたっぷりのものが好きだ」「ケーキ・ペストリー類を食べるほうだ」「甘いものや甘い飲み物が好き」など，甘いものやお菓子類など高エネルギーな食べ物を摂取する傾向がある項目から成立している。当該11項目の因子負荷量が高かったため「高エネルギー（カロリー）傾向」と命名した。

　第2因子は，「朝食を食べる習慣がない」「夜10時過ぎに食事をとることが多い」「外食が多い」など，食事の時間や回数などの食のリズムや習慣を示す項目から成立している。当該10項目の因子負荷量が高かったため「食習慣」の乱れと命名した。

Table10　食と栄養機能に関する質問項目の因子分析結果（主因子法　Promax回転）

項目	F1	F2	F3	F4	F5
第1因子　高エネルギー（カロリー）傾向（α=.815）					
43 ケーキ・ペストリー類を食べるほうだ。	.695	.095	-.114	-.016	.116
40 ビスケット類をよく食べるほうだ。	.617	-.027	.021	-.074	.035
49 バターをよく摂るほうだ。	.592	-.145	.225	.014	.106
37 生クリームやバターたっぷりのものが好きだ	.557	-.137	.169	.134	-.035
41 チョコレートをよく食べるほうだ。	.551	.024	-.031	-.048	.049
39 マーガリンやファットスプレッドをよく食べるほうだ。	.551	-.287	.246	.054	-.121
46 菓子パンをよく食べるほうだ。	.521	.126	.034	-.130	.018
38 食パンを食べるほうだ。	.457	-.285	-.035	-.028	-.064
54 アイスクリーム類をよく食べるほうだ。	.442	.195	.001	-.086	.242
21 甘いものや甘い飲み物が好き。	.417	.163	-.175	.004	-.043
31 間食をよくする。	.396	.335	-.102	.092	-.089
第2因子　食習慣（α=.787）					
30 就寝時間，起床時間が不規則である。	-.012	.549	-.080	.242	-.053
22 外食が多い。	.129	.540	.136	.095	.038
18 朝食を食べる習慣がない。	-.114	.511	-.100	.051	-.085
5 外食が多くめん類や丼ものだけを選びがち。	-.009	.460	.373	-.070	-.016
29 夜10時過ぎに食事をとることが多い。	.059	.451	.066	.066	.009
28 食事時間は決まっていない。	.031	.431	-.067	.376	-.068
13 お菓子を食事代わりにするときがある。	.283	.408	-.209	.144	-.115
2 ファストフードをよく食べる。	.173	.405	.312	-.105	-.036
6 インスタント商品や加工食品の利用が多い。	-.017	.385	.308	-.037	-.151
33 酒をよく飲む。	-.077	.380	.044	.056	.080
第3因子　嗜好性（α=.702）					
3 味付けはあっさりより，こってりが好きだ。	-.003	-.037	.582	.050	-.082
1 揚げ物をよく食べる。	.068	.224	.538	-.116	.104
9 めん類の汁は必ず残さず飲み干す。	-.049	-.106	.496	.077	-.008
10 食塩がないと物足りない。	.103	-.166	.479	.193	-.039
44 牛肉をよく食べるほうだ。	.137	.162	.423	-.040	.077
45 即席中華めんをよく食べるほうだ。	.005	.324	.411	-.243	.036
19 満腹になるまで食べないと気がすまない。	-.060	.162	.382	.337	.173
第4因子　孤食（α=.700）					
25 食事時間は平均15分未満である。	-.224	-.036	.311	.563	-.058
24 食事は一人で食べることが多い。	-.129	.053	-.024	.560	-.105
27 忙しいので食事は簡単に済ませることが多い。	-.043	.259	.028	.535	-.144
26 食事の時に会話をする習慣がない。	-.044	-.173	.193	.502	-.205
17 太っていることが気になる。	.032	-.028	-.158	.461	.282
12 ダイエットをしている。	.129	.039	-.239	.459	.250
20 食べるのが早い。	-.232	.158	.319	.367	.185
23 毎年体重が1kg以上増えて，からだが重い。	.056	.134	.066	.363	.154
第5因子　保健機能（α=.716）					
56 果物をよく食べるほうだ。	.068	-.138	-.073	-.012	.579
48 豆腐や納豆などの大豆製品をよく食べるほうだ。	-.098	-.016	-.103	.039	.554
52 ヨーグルトや乳酸飲料をよく摂るほうだ。	.164	.001	.008	.042	.545
47 魚をよく食べるほうだ。	-.106	.142	-.008	-.125	.503
51 牛乳など乳製品をよく食べるほうだ。	.149	-.082	.111	.081	.477
55 野菜をよく食べるほうだ。	-.043	-.080	-.297	-.040	.428
50 卵や卵料理をよく食べるほうだ。	.133	-.074	.149	.079	.360
F1		.263	.118	.195	.148
F2			.357	.185	-.146
F3				.107	-.176
F4					-.089

第3因子は,「食塩がないと物足りない」「味付けはあっさりより,こってりが好きだ」「めん類の汁は必ず残さず飲み干す」など,食べ物の味やその濃さなどの項目から成立している。当該7項目の因子負荷量が高かったため「嗜好性」の偏りと命名した。

　第4因子は,「食事は一人で食べることが多い」「食事の時に会話をする習慣がない」「忙しいので食事は簡単に済ませることが多い」など,食事の味を楽しみ,仲間と快食をして食事時間を楽しむのではなく,栄養摂取するためという意識や行動をあらわす項目から成立している。当該8項目の因子負荷量が高かったため「孤食」と命名した。

　第5因子は,「豆腐や納豆などの大豆製品をよく食べるほうだ」「野菜をよく食べるほうだ」「魚をよく食べるほうだ」など,バランス良く栄養を摂る項目から成立している。当該7項目の因子負荷量が高かったため「保健機能」と命名した。

　内的整合性を検討するために,各下位尺度についてCronbachのα係数を算出したところ,「高エネルギー(カロリー)傾向」$\alpha = .81$,「食習慣」$\alpha = .79$「嗜好性」$\alpha = .70$,「孤食」$\alpha = .70$,「保健機能」$\alpha = .72$となり,十分な信頼性が確認された。各調査項目の下位尺度間の相関係数を求めたところ,第2因子「食習慣」と第3因子「嗜好性」にやや高い相関($r = .38$)がみとめられ,外食が多かったり,朝食を抜いたりする食習慣の乱れと,濃い味やこってりした味を好む嗜好性に関連があることが示唆される。言い換えれば,食習慣が整っている場合,嗜好性の偏りも少なくなることを意味している。

(2) 食と病気に関する調査項目の因子分析

　食と病気に関する調査項目に対しその構造を明らかにしていくために探索的因子分析を行った。また今回のサンプリングにおける信頼性も確認していく。そのために主因子法による因子分析を実施し,固有値およびスクリープロットから5因子構造を妥当とし,再度5因子を仮定して主因子法Promax回転によ

る因子分析を行った。その結果，最大因子負荷量が.35以下の項目をもつ項目を削除し，最終的に5因子32項目が抽出された。Promax回転後の因子パターンをTable 11に示す。

　第1因子は，「体重が増えるのが怖いと思う」「自分は体重にとらわれすぎていると思う」「食べ過ぎた後に，後悔をする」など，食べ過ぎて体重が増えることに対しての不安感に関する項目から成立している。当該10項目の因子負荷量が高かったため「肥満恐怖」と命名した。

　第2因子は，「食後，嘔吐する」「食後，嘔吐したい衝動に駆られる」「下剤を使っている」など，食後の嘔吐に関する項目から成立している。因子負荷量が高かったため「嘔吐」と命名した。

　第3因子は，「むちゃ食いして，はめを外すことがある」「食べ出したら止められず，腹が痛くなるほどむちゃ食いをしたことがある」「非常に多くの量をむちゃ食いしたことがある」など，むちゃ食いや大量の食事に関する項目から成立している。当該5項目の因子負荷量が高かったため「むちゃ食い」と命名した。

　第4因子は，「主に食事とは色彩である」「食品の買い物が楽しい」「テレビで，料理番組をよく見る」など，食事を楽しむ食事の意味に関する項目から成立している。当該8項目の因子負荷量が高かったため「食文化」を楽しむと命名した。

　第5因子は，「みんなから非常に痩せていると思われている」「みんな，少しでも多くあなたに食べさせようとしている」「みんなから痩せていると言われる」など，痩せに関する項目から成立している。当該4項目の因子負荷量が高かったため「痩せ」と命名した。

　内的整合性を検討するために，各下位尺度についてCronbachのα係数を算出したところ，「肥満恐怖」$\alpha=.93$，「嘔吐」$\alpha=.76$，「むちゃ食い」$\alpha=.76$，「食文化」$\alpha=.71$，「痩せ」$\alpha=.80$となり，十分な信頼性が確認された。

　各調査項目の下位尺度間の相関係数を求めたところ，第1因子「肥満恐怖」

Table 11 食と病気に関する質問項目の因子分析（主因子法　Promax 回転）

		F1	F2	F3	F4	F5
第1因子　肥満恐怖（α=.926）						
59	体重が増えるのが怖いと思う。	.967	−.147	−.233	.046	.012
82	体重が増えるのが怖い。	.964	−.066	−.236	.003	.076
65	体重が増えすぎるのではないかと心配している。	.922	−.099	−.025	−.027	−.042
58	少しでも体重が増えると，ずっと増え続けるのではないかと心配になる。	.870	−.031	−.199	−.021	−.041
61	自分は体重にとらわれすぎていると思う。	.761	.004	−.030	−.051	.040
71	食べ過ぎた後に，後悔をする。	.650	.070	.087	.011	−.098
63	普通にご飯を食べた後でもふとった気になる。	.627	.091	.085	−.081	.075
72	食べる量をコントロールできないのではないかと心配になる。	.615	.057	.209	−.094	−.057
67	むちゃ食いの後，惨めな気持ちになりましたか。	.581	.081	.236	−.012	−.026
68	いやなときや，つらいとき，たくさん食べてしまう。	.431	.035	.396	.017	−.030
第2因子　嘔吐（α=.759）						
77	食事に関する問題で，仕事や学校に差し支えが出ている。	.107	.706	−.029	.002	.069
78	食後，嘔吐する。	.022	.678	−.184	−.004	.114
73	食後，嘔吐したい衝動に駆られる。	.106	.668	−.121	.041	−.040
79	下剤を使っている。	.071	.576	−.073	.014	.055
88	トイレで一人で食べることがある。	−.085	.498	−.039	−.019	.037
第3因子　むちゃ食い（α=.762）						
66	無茶食いして，はめを外すことがある。	.168	−.008	.726	−.016	−.060
64	非常に多くの量を無茶食いしたことがある。	.103	−.080	.712	.036	−.082
60	食べ出したら止められず，腹が痛くなるほど無茶食いをしたことがある。	.157	−.033	.632	−.002	−.008
101	寝る前に食事をすることが多い。	−.201	−.087	.557	−.089	.154
92	規則正しい生活をしている。	.048	.109	−.399	.231	−.108
第4因子　食文化（α=.711）						
94	主に食事とは色彩である。	.003	−.043	−.128	.658	.101
95	主に食事とはにおいである。	.083	−.358	.019	.628	.138
96	主に食事とは食感である。	.065	−.296	.095	.507	.155
98	料理が好きだ。	−.121	.066	−.034	.505	−.163
99	食品の買い物が楽しい。	−.136	.124	.120	.504	−.183
89	幼いときに食べた味（おふくろの味）が忘れられない。	−.023	.171	−.069	.419	.050
93	親からの食事の時のしつけが厳しかった。	.011	.031	−.150	.386	.029
85	テレビで，料理番組をよく見る。	−.005	.248	−.013	.372	−.013
第5因子　痩せ（α=.800）						
83	みんなから非常に痩せていると思われている。	−.062	.054	.055	−.080	.834
80	みんなから痩せていると言われる。	−.139	.017	.058	−.022	.695
84	みんな，少しでも多くあなたに食べさせようとしている。	.055	.219	.025	.076	.560
81	家族は，あなたがもっと食べるよう，望んでいる。	.027	.065	.076	.047	.543
	F1		.357	.500	.208	−.112
	F2			.402	.085	.264
	F3				.212	−.026
	F4					.034

第 3 章　青年期学生における食行動

と第2因子「嘔吐」間にやや高めの相関（r=.36），第1因子「肥満恐怖」と第3因子「むちゃ食い」間に高い相関（r=.56），第2因子「嘔吐」と第3因子「むちゃ食い」にやや高い相関（r=.40）が認められた。

このことは，肥満恐怖が嘔吐や下剤を用いたりする排出行動と関連し，さらに，肥満に対する恐怖心が強い一方，むちゃ食い行動も強い矛盾した両極を不安定に行き来することを意味し，これらには，神経性大食症のDSM-Ⅳ診断基準に準じる過食傾向の様態を見出すことができる。

第3節 因子尺度と男女比較

(1) 食と栄養機能に関する因子の男女比較

食と栄養機能に関する各因子の平均値および男女別平均値を Table 12 に示した。また性差を検定するために，独立変数を性別，各因子の平均値を従属変数とした t 検定を行った。その結果，第1因子「高エネルギー（カロリー）傾向」，第2因子「食習慣」，第3因子「嗜好性」，第4因子「孤食」，第5因子「保健機能」のすべての因子においてそれぞれ有意差が認められた。

男子よりも女子の方が高エネルギー（カロリー）な，ケーキやペストリー，

Table 12　食と栄養機能に関する因子の男女比較

（性差検討）	全体(n=382)		男子(n=182)		女子(n=200)		t 値	比較
	M	SD	M	SD	M	SD		
高エネルギー（カロリー）傾向	2.71	0.70	2.60	0.70	2.84	0.68	3.53***	M<F
食習慣	2.56	0.70	2.72	0.73	2.41	0.64	4.35***	F<M
嗜好性	2.62	0.70	2.84	0.75	2.42	0.59	6.06***	F<M
孤食	2.62	0.72	2.52	0.73	2.71	0.69	2.64**	M<F
保健機能	3.32	0.69	3.18	0.70	3.44	0.67	3.56***	M<F

$p<.01$，*$p<.001$

チョコレート，アイスクリーム，菓子パン，甘いものを実際に食していることがわかる（$t=3.53$, $p<.001$）。

一方，就寝時間や，起床時間が不規則で，朝食を抜き，外食が多く食習慣が乱れがちなのは女子よりも男子の方が多い（$t=4.35$, $p<.001$）。

また，味付けはこってりで，揚げ物が多く，味は濃い方を好むのも女子よりも男子の方が多い（$t=6.06$, $p<.001$）。

食事時間も極めて短く，一人で簡単に済ませ，食事の時間に会話をする習慣がないのは，女子よりも男子の方が多い。仲間と和気あいあいと会話を楽しみながら食事をする傾向は女子の方が多い（$t=2.64$, $p<.01$）。

豆腐や大豆，ヨーグルトや乳酸飲料，魚，卵料理もよく食べ，タンパク質・脂質・糖質をバランス良くとる傾向は女子の方が多い（$t=3.56$, $p<.001$）。

(2) 食と病気に関する因子の男女比較

食と病気に関する各因子の平均値および男女別平均値を Table 13 に示した。また性差を検定するために，独立変数を性別，各因子の平均値を従属変数とした t 検定を行った。その結果，第 1 因子「肥満恐怖」，第 4 因子「食文化」，第 5 因子「痩せ」においてそれぞれ有意差が認められた。

男子よりも女子の方が体重増加を怖いと感じ，食べ過ぎた後に後悔し，嫌なとき・つらいときにたくさん食べてしまい，食べる量をコントロールできなく

Table 13　食と病気に関する因子の男女比較

(性差検討)	全体(n=382)		男子(n=182)		女子(n=200)		t 値	比較
	M	SD	M	SD	M	SD		
肥満恐怖	2.44	1.05	1.96	0.90	2.89	0.98	9.12***	M<F
嘔吐	1.25	0.51	1.12	0.46	1.29	0.54	1.48	
むちゃ食い	2.52	1.12	2.51	1.11	2.54	1.14	0.22	
食文化	3.10	0.67	3.01	0.73	3.18	0.60	2.52*	M<F
痩せ	1.68	0.88	1.79	0.91	1.60	0.85	2.08*	F<M

*$p<.05$, ***$p<.001$

なるのではないかと心配になる傾向が実際に多いことがわかる（$t=9.12$, $p<.001$）。

食文化因子においては，女子の方が男子よりも，食事の色彩，におい，食感を楽しみ，テレビなどで料理番組を見て食品の買い物を楽しいと感じる傾向があることを示している。女子大学生の方が男子大学生よりも食文化に敏感であることも示唆している（$t=2.52$, $p<.05$）。

男子の方が，女子よりも，親や周囲の人間から，痩せていると言われることが多い（$t=2.08$, $p<.05$）ことがわかった。

第4節
BMIによる分類と因子との比較検討

(1) BMIによる3体型分類

BMIは，「体重（kg）÷身長（m）^{2}」で求められる体格指標である。日本肥満学会では，BMIが25.0以上の者を「肥満」，18.5以上25.0未満の者を「普通」，18.5未満の者を「痩せ」と分類している。青年期学生の体型と食に関する実態を把握するために，日本肥満学会の定めるBMIを算出し，「痩せ」「普通」「肥満」体型に分類した。ここでは，実際のBMIにおける3体型分類ごとに，食と栄養機能に関する因子と，食と病気に関する因子の関係を明らかにしていく。

「痩せ」に分類される者は382名中，38名（9.95％），「普通」に分類される者は，313名（81.94％），「肥満」に区分される者は，31名（8.12％）であった。

(2) BMIと各因子（食と栄養機能・食と病気）間の関係

BMIと各因子間の関係を明らかにするために，各値についてPearsonの積立相関係数を算出した。BMIは「痩せ」（$r=-.41$, $p<.01$）と正の相関を一番示していた。次に「孤食」（$r=.27$, $p<.01$）等となっている。

BMI と食と栄養機能に関する因子および食と病気に関する各因子の関係を明らかにするために，BMI 値により群分けした「痩せ」「普通」「肥満」の3体型群を独立変数，各因子の平均値を従属変数とした一要因分散分析を実施し，その後 Tukey 法による多重比較を行った。その結果を Table 14 に示した。

　食と病気に関する第1因子「肥満恐怖」，第2因子「嘔吐」，第3因子「むちゃ食い」，第5因子「痩せ」，食と栄養機能に関する第3因子「嗜好性」，第4因子「孤食」においてそれぞれ BMI 体型間に有意差が認められた。

　肥満体型の者は，痩せ体型の者よりも，体重の増加に不安が強い（$F=3.07$, $p<.05$）。

　痩せ体型の者は，普通体型の者よりも，嘔吐傾向が強い（$F=5.79$, $p<.01$）。

　肥満体型の者は，痩せ体型の者より，むちゃ食いの傾向がある（$F=3.92$, $p<.05$）。

　他者から，痩せていると言われる傾向は，現実に痩せている者が普通の者より，さらに普通の者は肥満の者より確実に強いことが示された（$F=39.90$, $p<$

Table 14　BMI と各因子間の分散分析結果

BMI	痩せ(n=38)		普通(n=313)		肥満(n=31)		F 値	比較
	M	SD	M	SD	M	SD		
肥満恐怖	2.07	1.05	2.44	1.05	2.73	1.09	3.07*	痩せ＜肥満
嘔吐	1.50	0.93	1.21	0.41	1.28	0.54	5.79**	普通＜痩せ
むちゃ食い	2.11	1.08	2.52	1.11	2.87	1.25	3.92*	痩せ＜肥満
食文化	3.00	0.59	3.10	0.67	3.16	0.75	0.48	
痩せ	2.74	1.09	1.60	0.79	1.15	0.32	39.90***	肥満＜普通＜痩せ
高エネルギー（カロリー）傾向	2.88	0.72	2.71	0.69	2.48	0.76	2.68	
食習慣	2.57	0.77	2.56	0.70	2.48	0.65	0.19	
嗜好性	2.43	0.73	2.62	0.68	2.87	0.78	3.21*	痩せ＜肥満
孤食	2.27	0.73	2.61	0.70	3.07	0.64	10.95***	痩せ＜普通＜肥満
保健機能	3.17	0.73	3.34	0.69	3.28	0.70	0.98	

*$p<.05$，**$p<.01$，***$p<.001$

.001)。このことは,環境からのレスポンスは,実際の体型とリンクしていることを示唆している。

　肥満体型の者は痩せ体型の者に比べてこってりとしたものや,塩分の濃いものを好み,満腹になるまで食べないと気が済まない傾向が強い（$F=3.21$, $p<.05$）。

　肥満体型の者は普通体型の者より,同時に普通体型の者は痩せ体型の者より,食事の時間が短く,早食いで,食事は一人で簡単に済ませる孤食傾向が極めて高いことが明らかになった（$F=10.95$, $p<.001$）。

(3) 男子におけるBMIと各因子（食と栄養機能・食と病気）間の関係

　男子におけるBMI値の3群は,「痩せ」に分類される者は182名中,14名（7.69%）,「普通」に分類される者は149名（81.87%）,「肥満」に区分される者は19名（10.44%）であった。

　男子におけるBMIと食と栄養機能に関する因子および食と病気に関する各因子の関係を明らかにするために,3体型群を独立変数,各因子の平均値を従属変数とした一要因分散分析を実施し,その後Tukey法による多重比較を行った。その結果をTable 15に示した。

　食と病気に関する第2因子「嘔吐」,第5因子「痩せ」,および食と栄養機能に関する第4因子「孤食」の因子においてそれぞれBMI体型間に有意差が認められた。

　男子における肥満体型の者は,普通や痩せ体型の者よりも,肥満恐怖がある（$F=7.20$, $p<.01$）。この結果は,実際に自らが肥満体型であるという自己感情反応であることがわかる。

　男子における痩せ体型の者は,肥満や普通体型の者よりむちゃ食いをしないことが示された（$F=6.58$, $p<.01$）。むちゃ食いではめを外したり,就寝前の食事をしたり食べ出したら止まることがない。

　男子における体型に関する他者からの評価は,実際の体型と完全に一致して

Table 15 （男子）BMIと各因子間の分散分析結果

BMI	痩せ(n=14)		普通(n=149)		肥満(n=19)		F値	比較
	M	SD	M	SD	M	SD		
肥満恐怖	1.43	0.51	1.92	0.85	2.56	1.17	7.20**	痩せ，普通＜肥満
嘔吐	1.32	0.66	1.19	0.43	1.26	0.57	0.62	
むちゃ食い	1.67	0.48	2.53	1.07	3.05	1.35	6.58**	痩せ＜普通，肥満
食文化	2.80	0.51	3.01	0.74	3.06	0.78	0.62	
痩せ	2.64	0.94	1.79	0.90	1.15	0.23	12.34***	肥満＜普通＜痩せ
高カロリー傾向	2.75	0.62	2.60	0.68	2.39	0.83	1.18	
食習慣	2.80	0.78	2.74	0.74	2.54	0.62	0.74	
嗜好性	2.78	0.86	2.83	0.72	2.94	0.85	0.22	
孤食	2.18	0.75	2.46	0.69	3.13	0.75	9.44***	痩せ，普通＜肥満
保健機能	3.07	0.83	3.18	0.68	3.32	0.78	0.54	

$**p<.01, ***p<.001$

いる。痩せている者は普通体型より，また普通体型の者は肥満体型より痩せていると指摘されることが多い（$F=12.34, p<.001$）。

男子における肥満体型の者は普通や痩せ体型の者より，早食いで，一人で食事をすることが多い（$F=9.44, p<.001$）。

(4) 女子におけるBMIと各因子（食と栄養機能・食と病気）間の関係

女子におけるBMI値の3群は，「痩せ」に分類される者は200名中25名（12.50%），「普通」に分類される者163名（81.50%），「肥満」に区分される者12名（6.00%）であった。

女子におけるBMIと食と栄養機能に関する因子および食と病気に関する各因子の関係を明らかにするために，3体型群を独立変数，各因子の平均値を従属変数とした一要因分散分析を実施し，その後Tukey法による多重比較を行った。その結果をTable 16に示した。

食と病気に関する第2因子「嘔吐」，第5因子「痩せ」，食と栄養機能に関する，第4因子「孤食」の因子においてのみにBMI体型間に有意差が認めら

Table 16 （女子）BMI と各因子間の分散分析結果

BMI	痩せ(n=25)		普通(n=163)		肥満(n=12)		F値	比較
	M	SD	M	SD	M	SD		
肥満恐怖	2.49	1.11	2.93	0.98	3.11	0.57	2.00	
嘔吐	1.61	1.06	1.23	0.40	1.32	0.51	5.42**	普通＜痩せ
むちゃ食い	2.38	1.26	2.53	1.13	2.55	1.03	0.19	
食文化	3.13	0.61	3.16	0.59	3.36	0.70	0.56	
痩せ	2.80	1.19	1.43	0.64	1.15	0.47	37.81***	肥満，普通＜痩せ
高カロリー傾向	2.96	0.78	2.83	0.67	2.66	0.60	0.69	
食習慣	2.41	0.75	2.40	0.62	2.36	0.72	0.03	
嗜好性	2.20	0.53	2.43	0.59	2.72	0.62	2.83	
孤食	2.32	0.72	2.74	0.69	2.97	0.35	4.67*	痩せ＜普通，肥満
保健機能	3.24	0.68	3.48	0.67	3.20	0.53	2.06	

$*p<.05$, $**p<.01$, $***p<.001$

れた。

　女子における痩せ体型の者は，普通の者よりも，食事に関する問題で，仕事や学校に差し支えが出る傾向が強い（$F=5.42$, $p<.01$）。

　女子における痩せ体型の者は，肥満や普通体型の者よりみんなから痩せていると思われ，家族などからも心配されている傾向がかなり強い（$F=37.81$, $p<.001$）。

　女子における肥満や普通体型の者は痩せている者より，食事にかける時間が短く，忙しいために簡単に食事を済ませる傾向がある（$F=4.67$, $p<.05$）。

　男女比較において，「肥満恐怖」因子は，男子は肥満体型の者が強くもつ傾向がある一方，女子は体型にかかわらず同様にあることが明らかになった。各平均値からも，女子の方が男子よりも同様の体型において明らかに高い肥満恐怖を有していることがわかった。

　女子の肥満恐怖から来る自己イメージの歪み，すなわち，客観的に痩せる必要がないのにもかかわらず，「太ってしまう」「痩せたい」と思う傾向や，むちゃ食い行為の傾向は，体型に依存しないがゆえに，認知行動的セルフモニタリ

ング等による，エビデンスに基づく自己覚知に関する心理教育の可能性を高めているといえよう。

第5節 食と病気に関する因子と食と栄養機能に関する因子の関係比較

(1) 食と病気に関する因子（高スコア群・低スコア群）と食と栄養機能に関する因子の比較

ここでは，日常生活における食生活や食習慣・食傾向と食行動異常傾向との関係の示唆を得るために，食と栄養機能に関する各因子および食と病気に関する各因子の関係について検討していく。

食と病気に関する各因子を，各平均得点により高スコア群（H群），低スコア群（L群）の2群に分類した。食と病気に関する各因子のH群，L群を独立変数，食と栄養機能に関する各因子の平均値を従属変数としたt検定を実施し，その結果を Table 17 に示した。

肥満恐怖H群は，L群よりも甘いものやこってりとした高エネルギー食の傾向が強い（$t=4.35$, $p<.001$）。孤食傾向が強く（$t=8.63$, $p<.001$）。保健機能も高い（$t=2.52$, $p<.05$）。食習慣や嗜好性に関しての有意差はみられなかった。高エネルギー（カロリー）食も保健機能においてバランスの良い食内容も両方ともに高いのは，何でも良く食すことの表れともいえるだろう。

嘔吐H群は，L群より，朝食を抜いたり，食事時間が決まっていない，外食が多いなど食習慣が乱れている傾向が強い（$t=2.43$, $p<.05$），孤食傾向もみられる（$t=2.48$, $p<.05$）。

むちゃ食いH群は，L群よりは高エネルギー（カロリー）食（$t=2.90$, $p<.01$），食習慣の乱れ（$t=6.82$, $p<.001$），味の濃いこってりした塩分の高い嗜好性（$t=3.92$, $p<.001$），孤食傾向がある（$t=6.34$, $p<.001$）。

Table 17 食と病気（H群，L群）と食と栄養機能に関する各因子間の t 検定

全体		肥満恐怖		嘔吐		むちゃ食い		食文化		痩せ	
		L群	H群	L群	H群	L群	H群	L群	H群	L群	H群
		n=197	n=185	n=288	n=94	n=214	n=168	n=339	n=43	n=239	n=143
高エネルギー（カロリー）食	M	2.56	2.89	2.67	2.84	2.62	2.83	2.69	2.89	2.66	2.80
	SD	0.66	0.72	0.67	0.78	0.66	0.73	0.69	0.74	0.70	0.68
	t値および比較	4.35*** L<H		1.96		2.90** L<H		1.68		1.96	
食習慣	M	2.56	2.60	2.51	2.72	2.35	2.83	2.54	2.75	2.50	2.66
	SD	0.77	0.63	0.72	0.61	0.64	0.70	0.70	0.72	0.70	0.71
	t値および比較	0.47		2.43* L<H		6.82*** L<H		1.76		2.10* L<H	
嗜好性	M	2.63	2.63	2.62	2.63	2.50	2.78	2.60	2.78	2.58	2.69
	SD	0.74	0.67	0.72	0.64	0.65	0.73	0.70	0.70	0.68	0.73
	t値および比較	0.04		0.14		3.92*** L<H		1.39		1.40	
孤食	M	2.33	2.95	2.57	2.78	2.42	2.87	2.64	2.40	2.69	2.49
	SD	0.72	0.59	0.72	0.70	0.69	0.68	0.71	0.75	0.70	0.74
	t値および比較	8.63*** L<H		2.48* L<H		6.34*** L<H		1.94		2.62** H<L	
保健機能	M	3.21	3.40	3.31	3.34	3.31	3.33	3.32	3.25	3.37	3.23
	SD	0.69	0.69	0.66	0.80	0.68	0.72	0.69	0.74	0.67	0.70
	t値および比較	2.52* L<H		0.41		0.28		0.57		1.98* H<L	

$*p<.05,\ \ **p<.01,\ \ ***p<.001$

痩せ H 群は，L 群より，食習慣の乱れている傾向があり（$t=2.10$, $p<.05$），孤食や保健機能は少ない。得てして多くを食さないことを示唆している。

(2) 男子における食と病気に関する因子（高スコア群・低スコア群）と食と栄養機能に関する因子の比較

　男子における食と病気に関する各因子を，各平均得点により高スコア群（H 群），低スコア群（L 群）の 2 群に分類した。食と病気に関する各因子の H 群，L 群を独立変数，食と栄養機能に関する各因子の平均値を従属変数とした t 検定を実施し，その結果を Table 18 に示した。

　男子における肥満恐怖 H 群は，L 群よりも，味付けの濃い，こってりした，塩分の強い嗜好性があり（$t=2.27$, $p<.05$），孤食の傾向が強い（$t=5.97$, $p<.001$）。高エネルギー（カロリー）食や食習慣，保健機能に関しての有意差はみられなかった。

Table 18 （男子）食と病気（H群，L群）と食と栄養機能に関する各因子間のt検定

男子		肥満恐怖		嘔吐		むちゃ食い		食文化		痩せ	
		L群	H群	L群	H群	L群	H群	L群	H群	L群	H群
		n=126	n=56	n=150	n=32	n=102	n=80	n=160	n=22	n=105	n=77
高エネルギー（カロリー）傾向	M	2.51	2.69	2.53	2.85	2.54	2.64	2.56	2.78	2.47	2.73
	SD	0.67	0.75	0.65	0.83	0.65	0.75	0.68	0.79	0.69	0.69
	t値および比較	1.47		2.45* L<H		0.90		1.35		2.51* L<H	
食習慣	M	2.68	2.86	2.69	2.87	2.50	3.02	2.70	2.86	2.68	2.78
	SD	0.78	0.58	0.76	0.58	0.68	0.69	0.74	0.68	0.75	0.72
	t値および比較	1.35		1.21		5.00*** L<H		0.91		0.89	
嗜好性	M	2.77	3.07	2.83	2.88	2.70	3.03	2.83	2.92	2.83	2.83
	SD	0.81	0.61	0.77	0.65	0.72	0.74	0.75	0.75	0.71	0.79
	t値および比較	2.27* L<H		0.34		3.07** L<H		0.48		0.13	
孤食	M	2.32	3.03	2.48	2.66	2.34	2.73	2.55	2.24	2.65	2.34
	SD	0.72	0.52	0.75	0.66	0.72	0.69	0.74	0.69	0.68	0.78
	t値および比較	5.97*** L<H		1.26		3.57*** L<H		1.84		2.74*** H<L	
保健機能	M	3.11	3.30	3.18	3.19	3.15	3.22	3.18	3.19	3.24	3.10
	SD	0.70	0.69	0.67	0.83	0.68	0.72	0.68	0.88	0.69	0.71
	t値および比較	1.56		0.03		0.61		0.07		1.28	

$*p<.05$, $**p<.01$, $***p<.001$

　男子における嘔吐 H群は，L群より，甘いものや甘い飲み物を摂り，高エネルギー（カロリー）食の傾向が強い（$t=2.45$, $p<.05$）。

　男子におけるむちゃ食い H群は，L群よりは食習慣が乱れ（$t=5.00$, $p<.001$），濃い味付けやこってりしているものを好む嗜好性があり（$t=3.07$, $p<.01$），孤食である（$t=3.57$, $p<.001$）。

　男子における痩せ H群は，L群より，高エネルギー（カロリー）食を好み（$t=2.51$, $p<.05$），孤食傾向が弱い（$t=2.74$, $p<.001$）。

(3) 女子における食と病気に関する因子（高スコア群・低スコア群）と食と栄養機能に関する因子の比較

　女子における食と病気に関する各因子を，各平均得点により高スコア群（H群），低スコア群（L群）の2群に分類した。食と病気に関する各因子のH群，L群を独立変数，食と栄養機能に関する各因子の平均値を従属変数としたt検

定を実施し，その結果を Table 19 に示した。

　女子における肥満恐怖 H 群は，L 群よりも，甘いものを好み高エネルギー（カロリー）傾向であり（$t=2.67$, $p<.05$），孤食傾向が強い（$t=5.97$, $p<.001$）。食習慣，嗜好性，保健機能に関しての有意差はみられなかった。

　女子における嘔吐 H 群は，L 群より，食習慣の乱れがみられる傾向が強い（$t=3.21$, $p<.01$）。

　女子におけるむちゃ食い H 群は，L 群よりは高エネルギー（カロリー）傾向（$t=3.16$, $p<.01$），食習慣が乱れ（$t=4.92$, $p<.001$），濃い味付けやこってりしているものを好む嗜好性があり（$t=2.68$, $p<.01$），孤食である（$t=5.51$, $p<.001$）。

　女子における痩せや食文化に関して全く有意差はみられなかった。

Table 19　（女子）食と病気（H 群，L 群）と食と栄養機能に関する各因子間の t 検定

女子		肥満恐怖		嘔吐		むちゃ食い		食文化		痩せ	
		L 群	H 群	L 群	H 群	L 群	H 群	L 群	H 群	L 群	H 群
		n=71	n=129	n=139	n=61	n=112	n=88	n=183	n=17	n=135	n=65
高エネルギー（カロリー）傾向	M	2.68	2.97	2.84	2.83	2.70	3.00	2.82	3.04	2.81	2.89
	SD	0.63	0.69	0.65	0.75	0.65	0.68	0.67	0.69	0.68	0.67
	t値および比較	2.67* L<H		0.11		3.16** L<H		1.28		0.72	
食習慣	M	2.31	2.49	2.32	2.64	2.22	2.66	2.40	2.62	2.37	2.51
	SD	0.69	0.62	0.64	0.62	0.57	0.65	0.63	0.77	0.63	0.67
	t値および比較	1.70		3.21** L<H		4.92*** L<H		1.33		1.48	
嗜好性	M	2.34	2.45	2.39	2.50	2.32	2.55	2.41	2.60	2.39	2.50
	SD	0.50	0.62	0.59	0.59	0.53	0.64	0.59	0.61	0.59	0.59
	t値および比較	1.25		1.12		2.68** L<H		1.26		1.19	
孤食	M	2.33	2.92	2.65	2.84	2.49	3.00	2.72	2.61	2.73	2.67
	SD	0.73	0.61	0.68	0.72	0.65	0.64	0.68	0.79	0.77	0.64
	t値および比較	5.65*** L<H		1.75		5.51*** L<H		0.64		0.58	
保健機能	M	3.40	3.44	3.44	3.43	3.44	3.43	3.44	3.33	3.47	3.37
	SD	0.63	0.68	0.62	0.77	0.65	0.70	0.68	0.56	0.67	0.67
	t値および比較	0.36		0.14		0.15		0.66		0.97	

$*p<.05$,　$**p<.01$,　$***p<.001$

第6節
網羅的な食行動実態調査からみた考察

　本章では，2010年，2011年，2012年の3年間にわたり，青年期大学生を対象に実施した食行動実態調査から「食と栄養機能」と「食と病気」および「体型（BMI）」の関連性を検討した。

　まず，男子学生の体型について分析した結果，BMI値の3群は，「痩せ」に分類される者は182名中14名（7.69％），「普通」に分類される者は149名（81.87％），「肥満」に区分される者は19名（10.44％）であった。女子学生の体型について分析した結果，BMI値の3群は「痩せ」に分類される者は200名中25名（12.50％），「普通」に分類される者は163名（81.50％），「肥満」に区分される者は12名（6.00％）であった。男子におけるBMIの3体型群を独立変数として，各因子を従属変数にした分散分析の結果，肥満体型群の男子は，他体型群に比べて肥満恐怖を強く持っていることがわかった。同様に女子の場合も分析を行ったが，3群間の有意な差はみられなかった。女子は男子に比べてすべての群において肥満恐怖得点平均が高く，これらのことから，男子は肥満体型群になると他群より肥満恐怖が高まるが，女子は，体型にかかわらず肥満恐怖に対する同様な不安が幅広く存在することが明らかになった。また，肥満恐怖は女子が圧倒的に男子を上回ることがわかった（$t=9.12$, $p<.001$）。

　次に，男子のむちゃ食い行為は，肥満体型群が痩せ体型群よりも多いが，この傾向は女子においては3群間に有意差はなかった。このことから，男子は肥満体型とむちゃ食い行為が伴っているが，女子は実際の体型にかかわらずむちゃ食い行為が存在していることが明らかになった。

　これらの結果は，女子大学生対象のカウンセリングにおいて，体型に依存しないがゆえに認知行動的セルフモニタリングなどによる，エビデンスに基づく自己覚知に関する心理教育の可能性を高めているといえよう。

　また，食と栄養機能に関する因子においては，孤食を除いて，BMIの3体

型群間にほとんど有意差が見られなかった。このことは，高エネルギー（カロリー）傾向，食習慣，保健機能等は，体型群と関連がないことを意味している。孤食のみが関連が見られたのは，食事を会食等で楽しむよりも「取り入れ」「排出」の枠組みの摂食障害の文脈における，「取り入れ」行為としての食事の位置づけとの関連と推察される。このことも食に関する自己認知の枠組みの現れであるといえよう。

　次に，食と病気に関する各因子を各平均得点により高スコア群（H群），低スコア群（L群）の2群に分類し，食と病気に関する各因子のH群，L群を独立変数，食と栄養機能に関する各因子の平均値を従属変数としたt検定を実施した結果，むちゃ食いH群は男女ともに朝食をとらない，食事時間が不規則などの食習慣の乱れがあり，孤食傾向，嗜好性の偏りなどが強いことがわかった。これは，過食傾向が神経性大食症へ移行する道筋と類似しており，予防的対応をする場合，朝食をきちんと食べる，規則正しい食事時間，食事時間の意味づけなどの日常の指導が重要であることを支持する結果といえよう。過食行動のカウンセリングにおける対応と一致した。

　また，男女比較においては，女子のみ高エネルギー（カロリー）食傾向がみられた。これは，甘いものは食べたいが，食べた後，多いに後悔し，自責の念を持つ傾向が女子に強いことがわかる。

　食に関する調査項目を因子分析することにより青年期大学生の食行動の特徴を抽出した。その結果，大学生の食行動に，現代社会文化において影響される肥満に対する恐怖を表すものや，摂食障害の診断基準（DSM-Ⅳ-TR：APA, 2004）に極めて近い食行動が抽出された。

　抽出された因子の中で「むちゃ食い」因子・「肥満恐怖」因子は，「食習慣」の乱れ因子や「孤食」因子・「嗜好性」因子との関係からも，より過食傾向の症状に近い行動や認知を示す因子である。

　これまでの結果より，現代の痩身賞賛の影響がより浸透し，食に対する偏りや肥満恐怖は，青年期大学生においても日常的に有している実態を反映してい

ることが明らかになった。これらの検討を踏まえて，過食行動から摂食障害へ移行することを防止するうえでも，大学キャンパスにおいて，事例研究を深め，適切で効果的な心理教育的介入の在り方を検討する必要が強調される。

第4章

過食行動に対する認知行動的カウンセリング事例
―セルフモニタリングの視点から―

はじめに

本章は，女子高校生の食行動異常（過食行動）に対してコラム法を用いた認知行動的カウンセリング・心理教育を実施し，モニタリング認知の変容を企図した事例研究である。

女子高校生である過食傾向クライエントに対し，学校カウンセラー（学校外部より週1回面接）がコラム法を用いた認知行動的カウンセリングを，養護教諭が保護者とのカウンセリング（親子並行面接）を行い，保護者には食習慣について協力を得た。また，生徒支援を連携して行った。

継続的アプローチの結果，クライエントの認知行動的セルフモニタリングの把握と行動変容を，モニタリング認知の視点からコラム法を用いてカウンセラーとクライエントが協働して検討を行い，適応が促進された過程をみていく。

第1節
心理的アプローチの必要性

現在，極端な食行動異常が長期に継続した場合，心身の発達にさまざまな悪影響を及ぼすことが経験的に明らかにされており，食行動異常の好発期である青年期を対象とする予防的対応・早期介入が求められている。食行動異常から

摂食障害や摂食障害ハイリスク群に移行する心理的・行動的特徴を有する青年期群が少なからず存在し，予防・支援に関する基礎的研究や基礎的研究に基づいたエビデンスベースト・アプローチが求められている。

　生物学的要因としては，脳のセロトニンとドーパミン，オピオイド（鎮痛系）に障害があるという研究，レプチンやグレリンという摂食に関連するペプチドホルモンに関する研究，思春期発症が多いことから自己免疫機序に関する研究がある。脳画像による解析は多く報告されているが，その病態の原因を特定するには未だ至っていない。最近では脳由来神経栄養因子（BDNF）の関与も注目されている。薬物療法に関する研究では，低体重・低栄養を呈する者へ抗うつ剤に関するエビデンスは限定的である（厚生労働省，2013）。医療的アプローチにおける薬物療法の効果は，明らかにされているが，どうしても症状の軽減を示すのみであることが多く，併用される個別の心理的アプローチは非常に重要となる。

第2節 認知行動的カウンセリング

(1) 認知行動的カウンセリングの強み

　食行動異常を拒食行動と過食行動に大別すれば，心理的アプローチによる予後が，比較的良いとされる過食行動の心理臨床特徴として，体重変動の大きさや，身体感覚への気付き・認知の欠如など，顕著な心理的バイアスの存在がある。

　過食行動へのネガティブ認知を，予防的対応・早期介入の観点から食事の質を高め，経験的気付きを回復し，心理的課題を解消していく認知行動療法カウンセリングの有効性が経験的知見となっている（山崎，2012a）。繰り返すが，認知行動療法カウンセリングの目指すゴールは，認知の歪みを修正・消去し，未習得スキルは新たな認知学習で習得し，行動・感情・身体の関連を適応させていくことである。認知行動的セルフモニタリングを心理教育し，認知再構成

法によって，より適応的認知の枠組みを獲得していく。心理教育による日常的トレーニングを積み重ねることにより成功体験を継続的に経験し，最終的に，クライエントの自己効力感を向上させ，自己コントロールできるようにすることがゴールである。

　過食行動に対する自己コントロールを可能にする心理教育を介入スキルとするところが，認知行動療法カウンセリングの強みである。

　さらに，認知行動的セルフモニタリングが過食傾向に与える影響は，「モニタリング認知」の低さと関連していることが明らかとなった。「環境モニタリング」や「行動モニタリング」の在り方ではなく，自己の感情や身体を自己覚知することの在り方が重要であることを示唆している。自らの気持ちや身体の状態を受け止め理解し把握している場合，自分でコントロール不能なほど過食に陥らないことが推測され，逆に，過食傾向の強さは，自分自身の感情や身体を把握することが困難である状態を意味している（山崎，2012a）。

　認知行動療法が過食傾向に効果的なアプローチであることの知見が多いのは，正に，感情や身体状況の把握により自己理解の認知枠組みの再構成を目的とした心理教育をするところに依拠していることがここでも補強される。

(2)　カウンセリング過程

　さて，認知行動療法におけるカウンセリング過程は，まず，クライエントとのラポール形成から始まる。カウンセラーとクライエントとの認知行動療法の協働作業が成立するためには，クライエントのカウンセラーに対する信頼感の醸成が最も重要になるからである。問題解決のための同伴者としての基本的な関わりを共有する必要が最初にある。

　次に，クライエントの抱える問題の把握を行う。クライエントが解決を希望する問題を形成している構造を，クライエントの認知の枠組みをキーワードとして協働で明らかにしていく。これは認知行動的セルフモニタリングの仮説モデル（Figure 5）に依拠して行っていく。具体的には，クライエントを取り囲

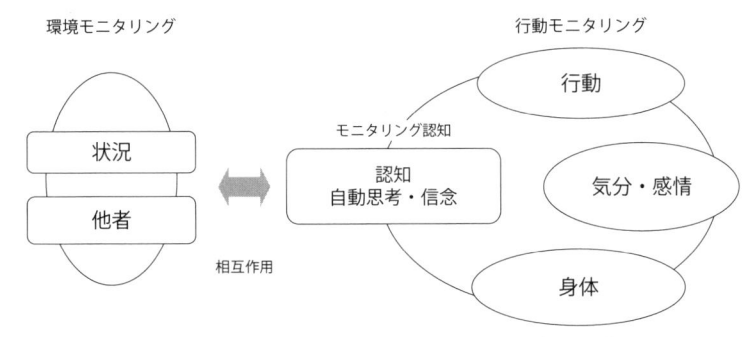

Figure 5　認知行動的セルフモニタリングのモデル

む状況や関係する人間などに関する環境モニタリング，およびその結果生じている行動化の状態，すなわち問題行動とその誘因を面接過程にて共有していくのである。その際，環境と行動を結びつけているクライエントの価値観や信念および認知行動的セルフモニタリングなどの認知スタイルを明らかにしていく。この過程は，不適応状態に陥っている悪循環を発見し，問題解決のためのゴールを見いだしていくため非常に重要なプロセスとなる。

　次に，その協働作業の結果得られたアセスメントに基づき，カウンセラーはクライエントに環境と行動の間における認知の枠組みの変更によって行動の変容が可能となることをイメージできるように教示をしていく。すなわちクライエントへの心理教育を行うのである。心理教育は，後にホームワークなどでクライエントが望む，不適応状態を適応状態に変容させるためのトレーニングをしていくためのモチベーションを形成することを含んでいる。

　認知行動療法においては，カウンセリング面接場面のみで支援は完結しない。日常生活への般化のために，面接終了後の日常生活におけるトレーニングが必要となる。また，そのトレーニングにおける課題達成のためのモチベーションも重要となってくる。そのためには，その問題解決へ至る過程における位置づけやその意味を十分に理解しておくことがクライエントに求められる。

　つぎにその解決のイメージおよびトレーニングへのモチベーションが成立し

た後，アセスメントに基づいた面接のプログラムを立案していく。その際，クライエントが実行可能なトレーニング・プログラムを協働と同意のもとで作成していくことが必要である。クライエントにとり困難なトレーニング・プログラムの一方的提示は，プログラム遂行プロセスへの最大の障害となるからである。

　カウンセラーはカウンセリング過程の中で，常に心理教育を行い，課題を共有し，日常のホームワークを実施させ，その結果の振り返りをシェアリングしていく。その際，アセスメント，ゴールセッティング（目標設定），トレーニング・プログラムの共有，ホームワーク，強化，般化，コンプリメントなど，クライエントの反応に応じて，プログラムの促進と修正を柔軟に適切に変容させていく。技法としては認知行動療法で開発されているさまざまな技法，すなわち，モデリング，認知再構成法，問題解決法，行動実験法，ソーシャルスキル訓練，アサーション訓練，自己コントロール法，筆記法，コラム法，メリットデメリット分析，ソクラテス的対話法，エンプティチェア等，効果の実証されている技法を組み合わせ，パッケージとして，事例に応じて体系的に用いていく。

　認知行動療法においては，これらがカウンセラーとクライエントの間で，その技法の意味や効果が問題解決に至るために必要であることの共有が重要である。すなわちエビデンスベーストのトレーニングが求められる。実施に至るまでカウンセラーからクライエントに対して心理教育や教示的要素が強く含まれるのは事実であるが，ここでもあくまで説明と同意に基づく協働作業であることは必須要件である。

　認知行動的セルフモニタリングを常に行いながら，認知変容による行動変容へつなぎ，成功体験の重なりによる自己効力感の向上が見られ，セルフモニタリングが日常的に可能になったときに，認知行動療法の面接は終結となる。

　適切な認知行動的セルフモニタリングの修得がカウンセリング成功の鍵となる。

(3) 本事例へのカウンセリングの適用

　本章で扱う事例では，コラム法，筆記法等を用い，カウンセリング場面で，イベント（出来事）が生じたとき，自らの心に生じた気持ちを追想記述し，カウンセラーと共有し，その生起プロセスを把握する等，モニタリング認知を向上させるようにした。これは，過食傾向への有効な支援方法となる。

　また，モニタリング認知の向上のために，日常，過食傾向の高いクライエントへ，自分の行動と気持ちの関連を心理教育し，自己理解，セルフモニタリングができるように援助するようにした。これは食行動異常への移行の予防となる。

　学校現場において，エクササイズやホームワークで，心理教育によるモチベーションの向上，および認知・感情・身体反応・行動の関連を認知させていくことの重要性が示唆されている（山崎，2012a）。しかし，学校教育相談の枠組みの中で，これらを継続的に実施するには，構造を含めていくつかの困難さが存在している。進学・就職までの時間的制約，フォローアップ面接の困難さ，強化のあり方，学校における支援チームのあり方，保護者との連携などである。また，クライエント自身の面接に対する動機づけの低下によって，中断することも珍しいことではない。

　ここでは，クライエントの面接に対する動機づけを，認知行動的カウンセリングの文脈による心理教育により向上させ，その後，養護教諭，学校カウンセラー（学校外部より週1回面接），保護者の連携を形成し，行動変容への支援を継続し，過食行動の減少に至った事例を検討していく。

　具体的には，学校カウンセラーが，コラム法を用いた認知行動的カウンセリング，養護教諭が，保護者に対するカウンセリング（2週1回面接）を行い，この親子並行面接により，食習慣への支援と，認知変容・行動変容支援の連携を実施した。

第3節
事例研究

　本事例研究の目的は，過食行動への認知行動的セルフモニタリングの心理教育，モニタリング認知支援介入によるクライエントの認知行動的セルフモニタリングの理解・把握と変容を，コラム法の視点から検討を行い，過食行動の適応支援に資していくことである。
　なお，事例のプライバシーを保護するため，許諾のうえ，個人情報に関する部分の改変を行った。

(1) 事例における心理アセスメント

① クライエント
　　A子　女子　高等学校3年生　　X年11月　教育相談室来室

② 主訴
　進学大学決定（AO入試）以降，気がついた時に，むちゃ食い，後悔，イライラ，人と付き合うと疲れる。過食行動が悪化している。

③ 問題歴
① 同居家族　両親　兄　4人家族
② 中学3年から過食が時々みられた。中学校スクールカウンセラー（学校外部から週1日）へ相談したが，今考えるとカウンセラーはフンフン聴くだけで何もしてくれなかった。月1回の面接を中学卒業まで継続。
③ 中学卒業まで上位成績，進学高校へ入学。
④ 友人関係において遠慮しすぎる傾向。
⑤ 高校2年2学期から過食傾向が強まった。保護者とともに高校保健室の養護教諭へ相談。

⑥ 過食後，嘔吐，罪悪感，自責感があり，食事摂食欲の低下，そして過食を繰り返した。
⑦ 学校医による診断：DSM-Ⅳにより神経性大食症排出型。
⑧ 大学進学決定後，大学生活へ期待が大きくなる反面，不安が強まる。親から離れての生活への不安，集中力の低下，イライラ感，大学入学前に改善したい。
⑨ 保健室養護教諭から紹介，高校3年3学期に学校カウンセラーと教育相談室での面接開始。

④ 面接経緯

当初，保健室の養護教諭にA子からの相談があり，保護者とともに数回養護教諭による相談の場がもたれた。過食行動に悩むクライエントが，大学入学前に改善したいという意欲が強く，養護教諭から学校カウンセラーへつなぐことの申し出を保護者およびA子は快諾し，その結果，教育相談室への来室に至ったものである。

⑤ 面接方針

養護教諭に対する保護者およびA子の信頼は厚く，保護者面接は養護教諭，A子の面接は筆者が担当する親子並行面接を行った。面接終了後，養護教諭と筆者は，A子の状態を共有し，保護者の協力の在り方を検討した。その検討の結果は，次回の面接において，保護者およびA子に，積極的フィードバックを行い，クライエントの面接への動機づけ強化と根拠のある現状把握を促進させることを企図した。

⑥ 初期面接後のアセスメントと方針

① 大学入学により親元から通えないために一人暮らしとなる。高校卒業までに改善したい。クライエントの来談動機づけが強い。

② 中学校からカウンセリング面接を受けた経験があり，カウンセラーとのラポールが比較的短期間に成立。
③ 現在，自宅からの通学生であり，食習慣に関する家族の支援が得やすい環境にある。その環境にあるうちに成功体験を重ねるための介入が必要。
④ A子には，認知行動療法に対するカウンセラーとクライエント間の共通理解，および心理教育やホームワークができる能力が十分にある。
⑤ 心理教育の結果，認知行動的カウンセリングを継続していくモチベーションを面接過程で確認・合意できた。
⑥ ホームワークによって，環境モニタリングと行動モニタリング習得後，モニタリング認知を実施し，自己覚知を促進する。

本事例においての面接方針は，ラポールを十分に形成した後，常にアセスメントを養護教諭と共有しつつ，保護者の協力を得ながら，A子の状態に沿って認知再構成法であるコラム法を用いた認知行動的セルフモニタリングカウンセリングを行うこととした。

(2) カウンセリング面接経過

① 第1期（1～5回）：心理教育的アプローチ

教育相談室での学校カウンセラー面接は週1回。この時期は，認知行動に関する言葉は用いず，A子および保護者とのラポール形成を目的とした。同時に保護者の協力のもとに，A子自身が自らの状態を理解し，過食行動を巡る実態を筆記法によって記述し，エビデンスを残し，時系列的に把握していくことを行った。

【初回面接】

保護者および養護教諭とともにA子が教育相談室へ来室，4人での面接。A子は，学校カウンセラーに対して自らの問題歴を淡々と話し，また，大学進学が決定し，親元を離れて一人暮らしが始まる大学入学前までに，症状を改善したいと思っていると強い動機づけを示した。

そのためには，A子の動機づけを維持し，保護者，養護教諭そして学校カウンセラーが連携してA子の過食行動の改善を目指して面接を継続することの必要性を共有した。正に「面接のゴールは，過食行動の改善」であるとして，全員確認し合い，動機づけを共有した。

　過食行動の症状説明として，過食行動後の嘔吐・罪悪感・自責感による食事摂食欲の低下，その反動としての過食行動，以上の繰り返しが悪循環になっている場合があること，今の罪悪感・自責感は過食行動の繰り返しの結果であることを示唆した。繰り返しから抜け出す方法は，日常の食事習慣の改善が最も近道であることを説明した。

　学校カウンセラーは，保護者の協力のもと，A子に1日3食，定時に食事をする習慣をつけることを支援し，ホームワークとして日常活動表（活動と気分）（筆記法：時系列的把握）を渡して毎日の記録をつけることを提案し，合意がなされた。

　また，次回からA子面接は，学校カウンセラーが担当（学校外部より週1回），

Table 20　日常活動表（活動と気分）

（環境・行動セルフモニタリング　ホームワーク例）

	日曜		月曜	
	予定	実際（満足度：0〜100）	予定	実際（満足度：0〜100）
7時	起床 支度 朝食		起床 支度 朝食	起床（40） 登校支度（50） 家族と朝食（50）
8時			高校	
9時		起床（10） 一人で朝食（10）		授業参加（40）
10時				

保護者面接は，養護教諭が担当し（2週1回），連携を取りながら支援していくこととした。

【第2回面接以降】

1週間後，A子教育相談室来室。ホームワークの日常活動表（Table 20に例を示した）を見ながら面接を進めた。

保護者とともに1日3食を摂取しようとする努力がみられた。しかし，3食摂取時間外のスナック菓子等の間食がみられ過食行動につながることもあった。

A子は，日常活動表を書くことによって，規則的なリズムがわかったこと，「記録表に記入するごとに，絶対なおしたい気持ちがわいてきた」と話した。

学校カウンセラーは初回面接時と同様の過食行動に関する解説を繰り返し，日常の食事習慣の改善，規則正しい1日3食が最も近道であることを説明した。

また，1日3食摂取に関する努力を評価し，日常活動表への几帳面な記入を褒め，次回は，日常活動表に気分に関する満足度0～100の評価点を記入することを提案した。これは自らの気分の外在化・意識化を促進する目的で行った。セルフモニタリングに関して重要な作業である。

その後の面接で，過食行動に関して僅かでも減少している点があれば評価し，頻度が減少し始めていることをA子と常に確認をして努力の継続の動機づけを高めた。

その後，食事時の気分の評価点が上昇し，自責の念が減少し，過食行動がさらに減少していった。第5回目の面接時，過食は週に3～4回へ減少していった。

「ご飯が時々美味しくなった」など肯定的な評価が出現。一方で，「時々，元に戻るのではないかと不安がよぎる」と話す。日常活動表（活動と気分）を振り返り，着実に過食回数が減少したことを確認させ，動機づけの維持，自己効力感の向上・促進をはかった。

② **第2期（6～12回）：認知再構成法（モニタリング認知の変容）**

教育相談室での学校カウンセラー面接は（学校外部より）週1回。保護者面

接は保健室で養護教諭が2週1回。

　第1期において，ラポール形成と状態把握の深化がみられたため，この時期は，認知行動的カウンセリングに関する言葉を用い，認知行動的セルフモニタリングのモデルを呈示し図式的に説明を行った（Figure 5）。

　その後，認知再構成法を用いたモニタリング認知の変容の重要性を説明し，コラム法を用いたホームワークを実施した。

　同時に保護者の協力のもとに，A子自身が自らの状態を理解し，過食行動を巡る実態を筆記法によって記述し，認知の修正を目指した。

【第6回面接】

　過食行動が減少し1日3食が徹底された。認知行動的カウンセリングの言葉を用いて，A子に次のホームワークの提案を行った。

　過食行動後に自責感が生まれ，そこからの逃避により過食行動を再発させていく悪循環についてA子は説明を学校カウンセラーから何度も受け，そのメカニズムは納得している。過食行動後に自分を責めるのではなく，別の思考ができれば気分も改善するのではないかとの説明を加え，環境や行動のモニタリングと，自らのモニタリング認知を扱うコラム法のホームワークを提案した。

Table 21　5コラム法による思考記録表

（環境・行動セルフモニタリングとモニタリング認知　ホームワーク例）

日付	状況	不快な気持ち 強度 (0〜100%)	自動思考 確信度 (0〜100%)	合理的反応 確信度 (0〜100%)	結果の気持ち 強さ (0〜100%)
7月 X日	過食した	罪悪感 (100%)　混乱 (80%)	止められない (100%)　どうなっていくんだろう (100%)	時間がたてば，そのうち止まる (40%)　ジョギングすると少し落ち着く (20%)	罪悪感 (80%)　混乱 (70%)

過食行動直後に生じる不快な気持ち，そしてその強度評定の％数値，そしてその時，頭に浮かんでいる考えである自動思考を記入する（筆記法），そして他の考え方，その結果の気持ちなどを5コラムにするホームワーク（Table 21に例を示した）を提案した。

【第7回面接以降】

A子は，過食行動後，罪悪感100％，混乱80％，自動思考に「止められない100％」「どうなっていくんだろう100％」，合理的反応に「時間がたてばそのうち止まる」「ジョギングすると少し落ち着く」と記載され，不快な感情の強さが80～70％台へと若干減少していた（Table 21）。

同時に，日常活動表に記載されている過食行動の頻度を確認することにより，面談を開始してから過食行動は実際減少していることを共有し，「止められない」「どうなっていくんだろう」の自動思考は「明らかに改善している」「このまま続けていけばいい方向へつながる」と自動思考の変更を行った。

筆記法で記録が蓄積され，一進一退があっても，全体的には改善していることのエビデンスを共有することによって，自動思考とともに別の視点からの考え方も次第にできるようになり，漠然とした過食行動への不安感が減少していった。

クライエントの自己効力感の向上がみられ，「しばらく自分でやっていけそうだ」との言葉をもって，保護者・養護教諭と同意のもと終結とした。

最終的に，卒業まで1回のフォローアップ面接がもたれたが，来談時に比較して「状態は悪くなっていない」とのことで卒業を迎えた。

第4節
面接経過分析

本節では第3節の事例でのカウンセリング面接経過について改めて分析を

加えていく。

(1) 面接の流れ

　面接の流れについてふりかえってみよう。まずラポール形成を行いつつクライエントのアセスメントを実施し面接方針を決定する。

　次に，目標としてのスモールステップを，カウンセラーとクライエントの合意のもとで設定する。

　3番目に「クライエントとの合意・共有事項」を確認しながら心理教育を実施し動機づけを高める。

　4番目に「ホームワークとしてのセルフモニタリング課題」を継続させ，認知行動的セルフモニタリングを般化していく。

　最後に，スキル習得による問題行動の改善がクライエント自ら見出された後，自己効力感向上の確認をもって終結となる。

　ここでは，面接開始から終結までの経過を，第1期のラポール形成から動機づけ向上，環境と行動モニタリングにつながる心理教育的アプローチの時期と，第2期の認知再構成法（モニタリング認知の変容）の時期にわけて，その改善要素を記述し，分析していく。

(2) 第1期（1～5回）：ラポール形成・動機づけ・心理教育的アプローチ

① ゴール設定

　カウンセラーは，クライエントに対し，食行動を含む一連の不規則な行動の修正，食習慣を規則正しくすることが一義的に重要であることを呈示し，いくつかの過食傾向に関する典型事例をクライエントに示し，改善事例モデルを知ることによりモチベーションの向上をはかった。心理教育の開始である。

② クライエントとの合意・共有事項

① 改善したい問題をリストアップし共有した。
② 具体的な，行動レベルの解決方法を探索し，難解な認知行動療法の言葉は最初には使用せず，クライエント自身が受け身ではなく，解決に向けて積極的に関わる必要性が常にあることを共有した。
③ 徐々にできる範囲で進めていくこと（スモールステップ）も合意した。
④ クライエントがセルフモニタリングの導入として，クライエント自身に生じている過食傾向症状のメカニズムを理解することがまず重要であることを知る支援を実施した。具体的には，集中力低下やイライラ感は過食傾向行動と関連があり，その時の環境モニタリングと行動モニタリングの後に，そこにおける自らの感情の変容をモニターできることが重要であることを共有した。
⑤ カウンセリング場面だけではなく日常生活の中で，セルフモニタリングすることの重要さを共有した。そのために，カウンセラーとの面接時だけではなく，日常的にそのモニターをできるようにすることが必要であり，セルフモニタリングのための課題を共有した。

③ ホームワークとしてのセルフモニタリング課題

「日常活動表」（Table 20）を記入すること，また1日3回定時に食事をすることを家族の協力のもとに約束した。

心理教育において，自らの行動をコントロールできる感覚を強化するために，まずセルフモニタリングおよびそこに付随する感情を筆記法にて記述することにした。

その結果，日常活動表（活動と気分）に記入することにより自分の置かれている環境と行動を客観的に振り返り，筆記法によって記述された内容を，カウンセラーと共有することにより，行動モニタリングと環境モニタリングおよびそこに付随する自己の感情をとらえることが深化された。

その後，コントロール可能な時間的物理的枠組みを整え始め，生活が規則正しくなることにつながったこと，クライエントから第5回面接終了時に「なんか，今度は良くなりそうな感じ」になってきたことが伝えられた。

(3) 第2期（6～12回）：認知再構成法（モニタリング認知の変容）
① ゴール設定
過食後の認知再構成（モニタリング認知の変容）ができるようになるゴール設定を行った。

過食行動に付随するモニタリング認知が，強迫的ビリーフとなり，過食後の嘔吐，罪悪感，自責感，食事摂食欲の低下を繰り返すことに影響を与えていることの心理教育を行い，メタ・コミュニケーションの中で共有したことを確認した。

認知行動的技法について図式的に解説（Figure 5）。過食後のモニタリング認知を行い，セルフアセスメントの後，モニタリング認知をより適応的な認知へ変容させるための論駁を行い，論駁の結果，認知を変容させることに成功した場合，過食後の気分も変化することを，他のケースをあげて具体的に例示した。

② ホームワークとしてのセルフモニタリング課題
前回の課題である環境モニタリングと行動モニタリングにモニタリング認知を加えた思考記録表を，イベント発生時に記入をすることを課題として呈示した。

不快な感情が喚起された状況と，不快な気持ち，自動思考，合理的反応，結果の気持ちを記入。自動思考については認知再構成法としての「5コラム法による思考記録表」（Table 21）を新たな課題とした。

心理教育において，モニタリング認知への気づきがみられ，自動思考の存在をホームワークに取り入れた。モニタリング認知の論駁を実施して，合理的反応を導き出す課題を継続している過程で，食行動異常の頻度が減少していること

とを確認，共有した。

　モニタリング認知の変容により，過食後の不全感を減少させる行動が意識的に増加し，その成功体験により結果の気持ちを評定する％数値が上昇し，同時に食事時の気持ちを評定する％数値も上昇し，不全感の減少がみられた。

第5節 改善要因の考察

　認知行動的セルフモニタリングは，状況や自己のさまざまな側面について選択的に注意を向け，情報を収集することであると定義し，ゴールは，心理教育による認知行動的セルフモニタリングを行い，認知再構成を可能にして，症状改善をはかることである。

　過食行動に際する自己の状態に対する認知は，自分の内的状態の覚知が難しい傾向と関連している。自己の感情覚知に乏しい傾向は，自己の内面や行動を内省的に振り返ることを阻害し，過食行動の悪循環を継続させる要因となる。カウンセリング過程において自己の状態を適切にモニタリングすることを，エビデンスに基づいた心理教育により実感させていくことが重要である。

　このような行動の自己調整においては，行動的側面をモニタリングするだけでなく，モニタリングされたことを認知する，内省的な意識過程を認知していくモニタリング認知が大きく影響している（山崎，2012a）。

　熊野ら（1997）は，心理教育，セルフモニタリング，認知再構成法も治療全体の中で一定の役割を果たした可能性があり，実際これまでのところさまざまな認知的変数がどのように摂食障害の発病や憎悪につながるのかという点はほとんど明らかにされていないと述べていたが，正に心理教育の結果として認知的変数としてのモニタリング認知が，行動変容に明らかな影響を与えている本事例が，それを明らかにしたといえよう。

　さらに，本事例の改善要因として3点をあげるとすれば，まず第1に，ク

ライエントの症状改善意欲の強さがあげられる。認知の枠組み変容には継続的なトレーニング（ホームワーク）が求められ，モチベーションの高さが求められる。そのモチベーションを有していたことが非常に有効であった。

　第2に，クライエントの自己理解のための能力が認知行動的セルフモニタリングに関する心理教育に適応するレベルにあったことは必要条件であった。

　第3に，認知再構成法において，コラム法をバージョンアップしながら環境モニタリングと行動モニタリングを習得し，その媒介となっている，モニタリング認知へつなぐことができた点である。熊野ら（1997）は，さまざまな認知的および行動的変数間の因果的連鎖の中で「自己評価に関する信念」が決定的な役割をしていると述べている。すなわち「自己評価に関する変数」のうち，大きな位置を占めているモニタリング認知を変えることができれば，極端な行動といった症状を含むほかの変数も変えることができる可能性があり，本事例における介入の有効性は，その可能性を支持したこととなった。

　過食行動に認知行動療法を適用するための科学的根拠を十分に確立するためには，さらに多くの関連ある研究の遂行が必要であるが，本事例はそのモニタリング認知変容の効果の重要性を示す根拠を提供したもののひとつであるといえよう。

　本章で扱った事例は，A子を取り囲む環境において，養護教諭・保護者との信頼関係が強く，継続的に卒業までの期間に良いコミュニケーションがとれ，ゴールに向かっての支援が効果的に機能していた点は素晴らしい。

　学校カウンセラーが，その既に形成されていた信頼関係のもとでA子に対する認知行動的カウンセリングを行えたことが短い時間での成果につながったと考えられる。同時に，A子の症状改善意欲は強く，同時に自己理解に関する感受性の強さ，能力の高さもあり，継続的に認知行動的セルフモニタリングが実施できたことも重要な点である。

　学校教育相談において，児童生徒への支援体制・連携の在り方，児童生徒の

能力や症状改善への動機づけなどに応じたアプローチの選択は，今後ますます多様化していくであろう学校教育を取り巻く内外の環境において，個に応じたさまざまな支援形態を提供できる学校教育相談担当者の存在が期待されていくであろう。

第5章
総合考察

　本書は，Figure 6 に示すように 4 回の調査による 2 調査研究，1 事例研究で構成されている。過食傾向と認知行動的セルフモニタリングの関係を検討し，過食傾向に影響を与えるモニタリング認知の要因を明らかにし，認知行動療法事例におけるモニタリング認知変容による過食傾向の改善効果を確認した。

　本章では，各研究の考察を，各章をふりかえってまとめていく。

```
2010 年（2 回）┐
2011 年（1 回）├ 4 回の調査による 2 調査研究
2012 年（1 回）┘　　　　　　1 事例研究

　　　　　　全 5 章　構　成
第 1 章　食行動異常と認知行動的セルフモニタリングの概要
第 2 章　食行動異常と認知行動的セルフモニタリングの関係
第 3 章　青年期学生における食行動
第 4 章　過食行動に対する認知行動的カウンセリング事例
第 5 章　総合考察
```

Figure 6　本書の構成

第 1 節
認知行動的セルフモニタリングが過食傾向に与える影響

　日常的なダイエットや過食などが継続されるうちに，自覚症状のないまま食行動異常が連続し摂食障害へ移行する危険性は，近年強く指摘され，その予防のために，好発期である青年期学生への支援が，今，求められている。摂食障害へ移行する要因は，社会文化的要因，家族内要因，心理的要因，生物学的要因，身体イメージなど多くの研究がなされているが，摂食障害への治療的アプローチの効果的事例としては，医療的支援と併存する認知行動的カウンセリングの有効性が確認されている。

　過食行動への認知行動療法における心理的アプローチは，自己コントロール可能性の向上が目的であり，その際，認知行動的セルフモニタリングが重要な位置を占めている。また，セルフモニタリングは態度変容にかかわるだけでなく，行動パフォーマンスの向上にも関連し（小堀ら，2001），セルフモニタリングの個人差は一般的な行動コントロールを予測する（根本，2003）。春木（2004）は，自己コントロール理論における自己調整 self regulation モデル（Bandura, 1986）において，行動の自己コントロールは，自己行動をセルフモニタリング（自己観察）し，その内容と自己のもつ基準と比較して行動を評価（自己判断）し，その結果に応じて行動を統制する（自己反応）というプロセスの整合性を強調している。問題行動の減少という目標が達成されるまで，このプロセスは繰り返される。すなわち，行動の自己コントロールにおいて，セルフモニタリングや問題の自己評価は，行動化の段階に至るために個人差が重要な位置を占めているのである。

　本書では，セルフモニタリングを，自己覚知し行動調整を行う個人のスキルと定義し，認知行動的セルフモニタリング尺度の精選，および食行動異常評価尺度の精選を行い，主因子法 Promax 回転による因子分析および各因子間の関

係を多変量解析した結果，過食傾向の影響を与えるのは，環境に適応する行動をモニターする「行動モニタリング」や，自分の置かれている環境や，身の回りに生じたイベントを認知していく「環境モニタリング」ではなく，自らの感情や考えを自らが認知していく「モニタリング認知」，すなわち自己理解・自己覚知の枠組みが，過食傾向に大きく影響することが証明された。認知行動的セルフモニタリングの仮説モデルを Figure 5 に示した。

　食行動異常は，今日，健常者においても散見され，摂食障害と類似する食行動を呈する者も増加傾向にあることや，その境界が不明瞭になっていることが指摘されていることもあり，重篤な状況へ至るまえに，モニタリング認知の心理教育の重要性が示唆される。

　認知行動療法が過食傾向に効果的なアプローチであることの事例報告が多いのは，正に，感情や身体状況の把握により自己理解の認知枠組みの再構成を目的とした心理教育をするところに依拠していることがここでも補強される。

　具体的には，コラム法，筆記法等を用い，カウンセリング場面で，イベント（出来事）が生じたとき，自らの心に生じた気持ちを追想・記述し，カウンセラーと共有し，その生起プロセスを把握するなどが，モニタリング認知を向上させる過食傾向への有効な支援方法である。

　また，モニタリング認知の向上のために，日常，過食傾向の強いクライエントへ，自分の行動と気持ちの関連を心理教育し，自己理解，セルフモニタリングができるように援助していくことも，食行動異常への移行の予防となるであろう。

　大学等学校現場においては，保健管理センターなどが実施する新入生オリエンテーション時にエクササイズやホームワークで，心理教育による認知，感情，身体反応，行動の関連を意識させていくことの重要性が，理論的に裏付けされた。

第2節
青年期における食行動に関する実態調査

　現代の青年期学生の食に関する行動実態を適時把握し検討することは，過食傾向から摂食障害へ移行する今日の予防的援助の実践に際し重要な示唆を与える。筆者は，青年期学生対象に2010年，2011年，2012年にわたり，4回の調査を行った。本書では，そのなかでも「食と栄養機能」「食と病気」「体型（BMI）」について焦点を当て，その関連性を検討した（Figure 6）。

　男子におけるBMIで分類した3つの体型群を独立変数として，各因子を従属変数にした分散分析の結果，肥満体型群の男子は，他体型群に比べて肥満恐怖を強くもっていることがわかった。同様に女子の場合も分析を行ったが，3群間の有意な差はみられなかった。女子は男子に比べてすべての群において肥満恐怖得点平均が高く，これらのことから，男子は肥満体型群になると他群より肥満恐怖が高まるが，女子は，体型に関わらず肥満恐怖に対する同様な不安が幅広く存在することが明らかになった。また，肥満恐怖は女子が圧倒的に男子を上回ることがわかった（$t=9.12$, $p<.001$）。

　次に，男子のむちゃ食い行為は，肥満体型群が痩せ体型群よりも多いが，この傾向は女子においては3群間に有意差はなかった。このことから，男子は肥満体型とむちゃ食い行為が関係するが，女子は実際の体型にかかわらず，むちゃ食い行為が存在していることが明らかになった。

　これらの結果は，大学の学生相談カウンセリングにおいて，女子の肥満恐怖から来る自己イメージの歪み，すなわち，客観的に痩せる必要がないのにもかかわらず，「太ってしまう」「痩せたい」と思う傾向や，むちゃ食い行為が高い傾向は，体型に依存しないがゆえに，認知行動的セルフモニタリング等による，エビデンスに基づくモニタリング認知に関する心理教育の必要性を高めているといえよう。

　また食と栄養機能に関する因子においては，孤食を除いて，BMIで分類し

た3つの体型群間にはほとんど有意差がみられなかった。このことは，高エネルギー（カロリー）傾向，食習慣，保健機能等は，体型群と関連がないことを意味している。孤食のみが関連がみられたのは，食事を楽しむよりも取り入れ排出の枠組みの摂食障害の文脈における，取り入れ行為としての食事の位置づけが推測させる。このことも食に関するモニタリング認知の枠組みの現れであるといえよう。

　次に，食と病気に関する各因子を各平均得点により高スコア群（H群），低スコア群（L群）の2群に分類し，食と病気に関する各因子の H群，L群を独立変数，食と栄養機能に関する各因子の平均値を従属変数とした t 検定を実施した結果，むちゃ食い H 群は，男女ともに朝食をとらない，食事時間が不規則などの食習慣の乱れがあり，孤食傾向，嗜好性の偏りなどが強いことがわかった。これは，過食傾向が神経性大食症へ移行する道筋と類似しており，予防的対応をする場合，朝食をきちんと食べる，規則正しい食事時間，食事時間の意味づけなどの日常の指導が重要であることを支持する結果といえよう。過食行動のカウンセリングにおける対応と一致した。

　また，男女比較においては，女子のみ高エネルギー（カロリー）傾向がみられた。これから，ケーキ・ビスケット・チョコレートなどの甘いものを食べる傾向が女子に強いことがわかる。

　以上のように，食に関する網羅的調査項目を因子分析することにより青年期学生の食行動の特徴を抽出した。その結果，大学生の食行動に，現代社会文化において影響される肥満に対する恐怖を表すものや，摂食障害の診断基準（DSM-Ⅳ-TR：APA, 2004）（Figure 7）に極めて近い食行動が抽出された。

　また，摂食障害の診断基準の拠り所である，現行版の DSM-Ⅳ-TR は，2013年に DSM-5 として改訂され出版された（APA, 2013）。改正点として，DSM-Ⅳ-TR において特定不能の摂食障害に分類されていたむちゃ食い障害（BED：Binge Eating Disorder）が，DSM-Ⅴ では，新たに独立した摂食障害の病型となる。また，神経性無食欲症において，診断基準の必須項目から無月経

> むちゃ食いのエピソードの繰り返し。
> ―他とはっきり区別される時間帯に（例：1日の何時でも2時間以内），他の人々が通常食べる量よりも明らかに多い食物を食べること。
> ―そのエピソードの期間では，食べることを制御できないという感覚。

> 体重の増加を防ぐために不適切な代償行動を繰り返す（自己誘発性嘔吐，下痢・利尿剤・浣腸，その他の薬剤等の誤った使用，絶食，過剰な運動など）

> 過食および代償行動は，少なくとも3ヵ月にわたって週2回起こっている。

> 自己評価は，体型および体重の影響を過剰に受けている。

Figure 7　大学生の食行動と関連する摂食障害の診断基準（DSM-IV-TR）項目

に関する条件が削除された。神経性大食症の下位病型である排出型と非排出型に関する箇所がなくなった。さらに，従来の摂食障害セクションと，異食や反芻性障害などの幼児期または小児期早期の哺育・摂食障害とを統合し「摂食・哺育障害」に名称変更することも検討されている。日本でも，臨床と研究の積み重ねにより常に摂食障害の診断基準が検討されている（Nakai, 2013）。

　一方，神経性大食症の歴史的事例として，イギリス王室のダイアナ妃（1961-1997）の事例は記憶に新しい。ダイアナ妃は過食嘔吐の摂食障害を，自叙伝『ダイアナの真実』やBBCのインタビューで自己開示。当時「私は2人分の食事をとっているかもしれないわ」という発言が，「3人目懐妊か」と新聞に掲載された。これは，妊娠ではなく神経性大食症の状況を暗示していた。なお1988年から専門医による治療を受け，これらの症状は一時回復したとされる。「むちゃ食い」「肥満恐怖」「孤食」「食習慣」の乱れなど，日常生活から摂食障害への移行を示す信号がここからも推測された。

　第3章において抽出された因子の中で，「むちゃ食い」因子・「肥満恐怖」因子は，「食習慣」の乱れ因子や「孤食」因子・「嗜好性」因子との関係からも，

より過食傾向の症状に近い行動や認知を示している。

　これまでの結果より，現代の痩身賞賛の影響がより浸透し，食に対する偏りや，肥満恐怖は，青年期大学生においても日常的に有している実態が明らかになった。これらの検討を踏まえて，過食行動に類似する行動的・心理的特徴を引き起こす状態の摂食障害への移行を防止するうえでも，大学環境の場において，事例研究を深め，適切で効果的な心理教育的介入の在り方を検討する必要が今後ますます必要になってくるであろう。食行動異常が摂食障害へ移行するのを予防するための支援は，家庭生活において，学校生活において，広く求められている。

第3節 過食行動に対する認知行動的カウンセリング事例

　食行動異常への認知行動的セルフモニタリングの心理教育を実施し，モニタリング認知支援介入による事例検討を行った。具体的には，過食傾向クライエントに対し，学校教育相談カウンセリングにおける学校カウンセラー（学校外部より週1回面接）がかかわりをもち，家族，教師，養護教諭の支持体制のもとで，認知行動療法に依拠するカウンセリング支援を行った。

　継続的アプローチの結果，クライエントの行動変容および認知行動的セルフモニタリングの把握と変容を，モニタリング認知の視点から検討を行い，適応が促進された。

　なお，事例のプライバシーを保護するために，個人情報に関する部分は改変した。

　本書において，過食行動に対しての認知行動的セルフモニタリングにおけるモニタリング認知の変容の重要性が事例研究においても明らかになった。熊野ら（1997）は，心理教育，セルフモニタリング，認知再構成法も治療全体の中で役割を果たす可能性があり，実際これまでのところ，さまざまな認知的因子

がどのように摂食障害の発病や憎悪につながるのかという点はほとんど明らかにされていないと述べていたが，正に，心理教育の結果として認知的変数としてのモニタリング認知が行動変容に明らかな影響を与えている本事例が，それを明らかにしているといえよう。

さらに，本事例の改善要因として3点をあげるとすれば，まず第1に，クライエントの症状意欲の強さがあげられる。認知の枠組み変容には継続的なトレーニング（ホームワーク）が求められ，モチベーションの高さが求められる。そのモチベーションを有していたことが非常に有効であった。

第2に，クライエントの自己理解のための能力が認知行動的セルフモニタリングに関する教育に耐えられるレベルにあったことは必要条件であった。

第3に，認知再構成法において，コラム法をバージョンアップしながら環境モニタリングと行動モニタリングを習得し，その媒介となっているモニタリング認知へつなぐことができた点である。

熊野ら（1997）は，さまざまな認知的および行動的変数間の因果的連鎖の中で「自己評価に関する信念」が決定的な役割をしていると述べている。「自己評価に関する変数」のうち，大きな位置を占めているモニタリング認知を変えることができれば，極端な行動といった症状を含むほかの変数も変えることができる可能性があり，本事例における介入の有効性は，その可能性を支持することとなった。

摂食障害に，認知行動療法を適用するための科学的根拠を十分に確立するためには，さらに多くの関連ある研究の遂行が必要であるが，本事例はそのモニタリング認知変容の効果の根拠を支持するもののひとつであるといえよう。

第4節
おわりに

　過去25年間の過食症5,653人の予後を集約したメタアナリシスでは，45%の完全回復，27%の改善，27%の慢性化の経過を辿っていると報告されている。認知療法の効果が認められているものの，未だ十分の治療成績を示していない（Steinhausen, 2009）。ここに予防的心理教育の方策が必要となってくる。

　過食行動の好発期に当たる青年期学生に対する網羅的な実態調査の結果からも教育現場において食行動を目的とした予防的支援が必要であることは既に述べた。予防のためには，食行動異常の早期発見が求められ，①障害を知る，②食行動異常に関する身体的心理的問題を理解する，③早期発見のスクリーニング，④関連諸機関の連携必要性が指摘されている（石川ほか編，2005）。今後ますます，障害予防のために適切な尺度で学生実態を適時把握し早期発見を目指し，必要な学生に即して自己のセルフモニタリングを深化させる心理教育は重要となり，その具体的方策の検討・精選は必要となる。

　今後も，痩身が美しいという社会文化的認識が，グローバル世界の共通認識として存在する限り，食行動異常の苦しみは，その社会文化的要因から形成されてきた自己の認知的枠組みとの戦いのプロセスでありつづける。

　食行動異常への支援は，セルフモニタリングと，結果としての行動の解決・改善を目指すことが眼目となる。そこにある中心的要因である個人のモニタリング認知を，丁寧に共感，共有，受容し，ともに変容する旅路を支援者が歩んでいくことが，重篤な事態への移行を防ぐことにつながっていくことを常に理解しながら支援していきたい。

謝　辞

　最初に，毎年，質問紙調査にご協力いただいた，大学生・大学院生の皆様に感謝申し上げます。

　また，長年にわたって，大変お世話になり，常に貴重なご示唆をいただきました東京海洋大学副学長小川廣男教授，池田玲子教授，大野美砂准教授には，ご多忙のなかご指導を賜り心から感謝申し上げます。

　さらに，多大なる時間，お導きいただいた東京海洋大学保健管理センター医師の木谷誠一教授。先生との出会いが，食と心の健康に関する本研究の基盤になり，先生のご指導で，いつも爽やかな気づきを得ることができました。また，私がこの5年間，昭和女子大学大学院心理学専攻教授の職に付加して，心理学科長から学生部長・学生支援センター長という日々事務系業務に追われている中，先生の温かいお言葉で，心理臨床研究を継続することができました。さらに，公私共々にわたる的確で端的，含蓄のあるご示唆をいただき，その度ごとに新しい見地を見出すことの感動を得ております。

　最後に，本書の刊行に際して常にあたたかいはげましをくれた母山﨑佳子と，多くのご助力をいただいた群馬大学教育学部岩瀧大樹准教授，学文社編集部の落合絵理氏に心からの感謝を申し上げます。有り難うございます。

2015年7月　東京海洋大学学生相談室にて

　　　　　　　　　　　　　　　　　　　　　　　　　　　山﨑　洋史

引用・参考文献

- Adkins, E. C. & Keel, P. K.　2005　Does "Excessive" or "Compulsive" Best Describe Exercise as a Symptom of Bulimia Nervosa? *International Journal of Eating Disorders*, 38, 24-29.
- 青木宏之　2004　摂食障害の治療と認知―行動療法の活用　精神療法　30(6)，623-630
- 青木宏之　1987　過食に対する認知行動療法　季刊精神療法　13(3)，218-235
- 青木宏之，末松弘行，江崎正博，黒川順夫，玉井一，武末妙子，遠山尚孝　1976　神経性食欲不振症の病態発生機序に関する心身医学的考察　心身医学　16(1)　心身医学会　30-38
- APA (American Psychiatric Association)　2013　DSM-5 Development　http://www.dsm5.org/Pages/Default.aspx.
- APA アメリカ精神医学会　2004　DSM-Ⅳ-TR　精神疾患の診断・統計マニュアル　高橋三郎，大野裕，染矢俊幸（訳）　医学書院
- 吾妻ゆみ，大野弘之，稲富宏之，田中悟郎，太田保之　2002　女子大学生における食行動の実態とその社会心理的要因について　精神医学　44, 521-527
- 馬場謙一　1999　摂食障害の精神病理―心因をめぐって　精神医学レビュー　32, 44-50
- Bandura, A.　1986　Social foundations of thought and action: A social cognitive theory. Englewood Cl: ffs, NJ: Prentice-Hall.
- Bulik, C. M., Laura M. T., Tammy, L. et al.　2010　Understanding the Relation Between Anorexia Nervosa and Bulimia Nervosa in a Swedish National Twin Sample. *Biological Psychiatry*, 67, 71-77
- Buttom, E.　1986　Body size perception and response to in-patient treatment in anorexia nervosa. *International Journal of Eating Disorders*, 5, 617-629
- Craig H. & Steven, D L.　2009　Enhancing the health of medical students: outcome of an integrated mind fullness and lifestyle program. *Advances in Health Sciences Education*, 14, 387-398
- 傳田健三　2003　摂食障害の病像の変化　こころの科学　日本評論社　112,15-21
- 藤岡徹，高橋知音　2008　レノックス＆フォルス版改訂版セルフモニタリング尺度の改訂　信州大学教育学部紀要　120, 71-79
- 藤山直樹　2002　対象関係，小此木啓吾，北山修（編）　精神分析事典　岩崎学術

出版社　315-316
・Garfinkel, P. E.　1991　神経性食思不振症および過食症：病理理解に基づいた治療　心身医学, 31, 27-33
・Garner, D. M.　1991　*Eating Disorder Inventory-2: Professional Manual*, Psychological Assessment Resources, Inc., Odessa, Florida.
・Garner, D. M. & Garfinkel, P. E.　1979　The Eating Attitudes Test: An index of the symptoms of anorexia nervosa. *Psychological Medicine*, 9, 273-279
・Garner, D. M., Garfinkel, P. E. & Polivy, J.　1983　Development and Validation of a multidimensional eating disorder inventory for anorexia nervosa and bulimia, *International Journal of Eating Disorders*, 2, 15-34
・Garner, D. M. & Wooly, S. C.　1991　Confronting the failure of behavioral and dietary treatments for obesity. *Clinical Psychology Review*, 11, 729-780
・Gull, W.　1874　Anorexia nervosa. *Transaction of the Clinical Society of London*, 7, 22-28
・春木豊　2004　人間のコントロール論　川島書店
・橋本剛　1997　大学生における対人ストレスイベントの分類の試み　社会心理学研究 13, 64-75
・橋本剛　1997　現代青年の対人関係についての探索的研究　名古屋大学紀要　44, 207-219
・早野洋美　2002　男子大学生の摂食障害傾向に関する心理学研究　心理臨床学研究 20, 44-51
・Henderson, M. & Freeman, C. P. L.　1987　A self-rating scale for bulimia : the 'BITE'. *British Journal of Psychiatry*, 150, 18-24
・池田善英　2009　親密さに及ぼすセルフモニタリングの影響　東京成徳短期大学紀要　42, 15-22
・石原俊一，水野邦夫　1992　改訂セルフ・モニタリング尺度の検討　心理学研究 63, 47-50
・石川俊男ほか編　2005　摂食障害の診断と治療―ガイドライン 2005　マイライフ社
・石川俊男　2007　摂食障害治療ガイドラインの臨床的実証及び治療ネットワークの確立　国立精神・神経医療研究センター
・岩淵千明　1996　自己表現とパーソナリティ　大渕憲一，堀尾一也（編）パーソナリティと対人行動　誠信書房　53-73
・岩瀧大樹，山﨑洋史　2014　素行障害の男子中学生への援助事例研究―スクールカウンセラーによる認知行動的アプローチと学校コンサルテーションを中心に―　群馬大学教育実践研究　31, 217-229

- 加藤佳子　2007　女子大学生のストレス過程および痩せ願望と食行動との関連：甘味に対する態度や食行動の異常傾向に注目して　日本家政学会誌　58　8453-461
- Kaye, W.　2008　Neurobiology of anorexia and bulimia nervosa. *Physiology & Behavior*, 94, 121-135
- 切池信夫　2010　この10年間で精神科治療はどう変わったか　精神科　16(5), 418-422
- 切池信夫　2009　摂食障害50年の流れと将来の展望　児童青年精神医学とその近接領域 50, 179-185
- 切池信夫　2003　認知行動療法―神経性過食症における経験から―　心身医学　43(5), 273-280
- 切池信夫　1988　青年期女性におけるBulimiaの実態調査　精神医学　30, 61-67
- 北川俶子, 城戸摂子, 加藤達雄　1995　女子大学生におけるEDI-91の検討　共立女子大学家政学部紀要　41, 69-77
- 小堀友子, 上淵寿　2001　情動のモニタリング操作が学習に及ぼす影響　教育心理学研究 49, 339-370
- Koff, E., Benavage, A. & Wong, B.　2001　Body-image attitudes and psychosocial functioning in Euro-American and Asian-American college women. *Psychological Reports*, 88, 917-928
- 小牧元, 久保千春　1999　過食を伴う摂食障害患者の臨床的特徴からみた治療の方向性　心身医学 39(1), 75-80
- 厚生労働省　2013　みんなのメンタルヘルス総合サイト http://www.mhlw.go.jp/kokoro/index.html
- 厚生労働省　2010　国民健康・栄養調査　www.mhlw.go.jp/bunya/kenkou/eiyou.html
- 熊野宏昭, 山内祐一, 松本聰子, 坂野雄二, 久保木富房, 末松弘行　1997　摂食障害の認知行動療法―その利点と問題点―　心身医学 37(1), 55-60
- 前田基成, 服部環, 玉井一, 小牧元　1993　食行動異常評価尺度の作成と信頼性・妥当性の検討　上田女子短期大学紀要　16, 129-139
- Marcos A. & Nova, E.　2003　Changes in the immune system are conditioned by nutrition. *European Journal of Clinical Nutrition*, 57 (Suppl 1), 66-69
- 松木邦裕　1997　摂食障害の治療技法―対象関係論からのアプローチ―　金剛出版
- 松本聰子, 熊野宏昭, 坂野雄二　1997　どのようなダイエット行動が摂食障害傾向やbinge eatingと関係しているか？　心身医学　37(6), 425-432
- 松本聰子, 熊野宏昭, 坂野雄二, 野添新一　2001　体型や食事に関する信念尺度作成の試み：摂食障害における偏った思考パターンを探る　心身医学　41(5), 335-342

- 松坂香奈枝，富家直明，内海厚，斉藤久美，吉沢正彦，田村太作，稲葉ひとみ，丸山史，庄司知隆，遠藤由香，森下城，佐竹学，野村泰輔，金澤素，本郷道夫，福土審 2004 摂食障害に対する集団認知行動療法の効果―主張訓練を中心とした新しい治療法― 心身医学 44(10)，763-772
- 南久美子，野添新一 2008 摂食障害患者の文章完成テスト（SCT：Sentence Completion Test）から見た家族関係と遷延化に関する検討 日本女性心身医学会雑誌 13(3)，127-134
- 水野邦夫 1994 意に反した行動をした後の態度および感情状態の変化―セルフモニタリングとの関連― 性格心理学研究 2, 38-46
- 水島広子 2001 「やせ願望」の精神病理 摂食障害からのメッセージ PHP研究所
- Monteleone, P., Castaido, E. & Maj, M. 2008 Neuroendocrine dysregulation of food intake ineating disorders. *Regulatory Peptide*, 149, 39-50
- Morton, R. 2011 *Phthisiologia, Seu, Exercitationes de Phthisi Tribus Libris Comprehensae Totumque Opus Variis Historiis Illustratum*. Proquest, Eebo Editions.
- Morton, R. 1689 *Phthisiologia, Seu, Exercitationes de Phthisi*. London; Smith.
- 本岡寛子，林敬子 2005 神経性過食症へ認知行動療法を適用した1症例 臨床精神医学 34(2)，225-237
- 向井隆代 2005 日本語版 EAT-26（心理測定尺度集Ⅲ）心の健康をはかる サイエンス社
- 武藤崇 2006 アクセプタンス＆コミットメント・セラピーの文脈―臨床行動分析におけるマインドフルな展開― ブレーン出版
- 永田利彦 2008 摂食障害への認知行動療法 認知療法研究 1, 57-66
- 中川彰子，中谷江利子 2003 拒食と過食の行動療法―体重にこだわった治療継続の必要性について― こころの科学 112(11)，41-46
- 中井義勝 2004 摂食障害の予後評価に対する Eating Disorder Inventory（EDI）の有用性について 精神医学 46(9)，941-945
- 中井義勝 1998 大食症質問表 Bulimic Investigatory Test, Edinburgh（BITE）の有用性と神経性大食症の実態調査 精神医学 40(7)，711-716
- Nakai, Y., Fukushima, M., Taniguchi, A., Nin, K. & Teramukai, S. 2013 Comparison of DSM-Ⅳ versus proposed DSM-5 diagnostic criteria for eating disorders in a Japanese sample. Eur Eat Disord Rev. 21(1)：8-14
- 中井義勝，久保木富房，野添新一，藤田利治，久保千春，吉政康直，稲葉裕，中尾一和 2002 摂食障害の臨床像についての全国調査 心身医学 45, 729-737
- 中井義勝，佐藤益子，田村和子，杉浦まり子，林順子 2003 大学生と短大の女子学生を対象とした過去20年間における摂食障害の実態の推移 精神医学 45(12)，

1319-1322
- 中野弘一,中島広子,坪井康次,筒井末春　1995　食行動異常を示す大学生および患者の実態　ストレス科学研究　9(4),33-36
- 根本仁美　2003　糖尿病の自己管理継続のための援助—セルフモニタリング実施調査より—　日本看護学会論文集　成人看護　2, 34, 174-176
- 日本健康心理学会（編）2008　健康心理学基礎シリーズ4　健康教育議論　実務教育出版
- 日本摂食障害学会（編）2010　摂食障害救急患者マニュアル　第2版　改訂版
- 野上芳美　1998　摂食障害とは何か—最近の傾向をどうとらえるか—　野上芳美（編）摂食障害　日本評論社　1-13
- 大原健士郎　1989　社会・文化精神医学における事例研究　摂食障害と社会　社会精神医学　12, 309-310
- 奥田紗史美,岡本祐子　2005　摂食障害に関する研究の動向と展望　広島大学大学院教育学研究科紀要　54, 319-327
- 大森智恵　2005　摂食障害傾向を持つ女子大生の性格特性について　パーソナリティ研究　13(2), 242-251
- 大野良之,玉越暁子　1999　中枢性摂食障害異常症　厚生省特定疾患対策研究事業・特定疾患治療研究事業未対象疾患の疫学像を把握するための調査研究班　研究業績　266-310
- 小野久美子,嶋田洋徳　2005　女子高校生における摂食障害傾向に影響を及ぼす要因の検討　心身医学　45(7), 511-520
- 大島郁葉,作田亮一,田副真美,末松弘行　2006　摂食障害に関連する青年期男女の認知反応傾向の検討　心身医学　46(5), 387-394
- Oshio, A. & Meshkova, T.　2012　Eating disorders, body image, and dichotomous thinking among Japanese and Russian college women. *Health*, 4, 7, 392-399
- 小澤夏紀,富家直明,宮野秀市,小山徹平,川上祐佳里,坂野雄二　2005　女性誌への曝露が食行動異常に及ぼす影響　心身医学　45, 522-529
- Polivy, J. & Herman, C. P.　2002　Causes of eating disorders. *Annual Review of psychology*, 53, 187-213
- Russell, G. F. M.　1979　Bulimia nervosa: An ominous variant of anorexia nervosa *Psychological Medicine*, 9, 429-448
- Silverstone, P.　1990　Low self-esteem in eating disordered patients in the absence of Depression. *Psychological Report*, 67, 276-278
- 塩川聡子　2007　摂食障害者の心理特徴から見た社会文化的要因および対人関係における態度の検討　臨床教育心理学研究　33(1), 33-41

- Snyder, M. 1974 Self-monitoring of expressive behavior. *Journal of Personality and Social Psychology*, 30, 526-537
- Steinhausen, H., Weber, S. & Phil, C. 2009 The Outcome of Bulimia Nervosa: Findings from One-Quarter Century Of Research. *Am J Psychiatry*, 166, 1331-1341
- 菅原健介，馬場安希　1998　現代青年の痩身願望についての研究―男性と女性の痩身願望の違い―日本心理学会第62回大会発表論文集 69
- 髙橋恵子，奥瀬哲，八代信義，佐藤豪，岩淵次郎　1997　心身症患者のエゴグラムによる心理特徴の検討　旭川医科大学　18, 11-26
- 田辺紗矢佳　2003　Nonclinical群を対象とした食行動異常と感情表出の関連性についての研究　臨床心理学研究　3, 75-91
- 谷口麻起子　2008　摂食障害研究の展望　甲子園大学紀要　36, 241-260
- 田山淳，西浦和樹，菅原正和　2010　青年期女性の食行動異常に関する心理学的研究　岩手大学教育学部付属教育実践総合センター研究紀要　9, 117-124
- 土田恭史，福島脩美　2007　行動調整におけるセルフモニタリング：認知行動的セルフモニタリング尺度の作成　目白大学心理学研究　3, 85-93
- 浦上涼子，小島弥生，沢宮容子，坂野雄二　2009　男子青年における痩身願望についての研究　教育心理学研究　57, 263-273
- 牛越静子　1990　女子短大学生の過食症（Bulimia Nervosa）傾向　長野県短期大学紀要 45, 61-66
- 山下あかり　2004　自己受容との関連からみたEDI-2による大学生の摂食障害傾向　臨床発達心理学研究　3, 22-32
- 山蔦圭輔　2012　摂食障害および食行動異常予防に関する研究　ナカニシヤ出版
- 山蔦圭輔　2011　非評価的な感情体験に基づく心理教育が公的自己意識に及ぼす影響　日本健康教育学会誌　19, 48-56
- 山蔦圭輔　2010　食行動異常および摂食障害予防のための基礎的研究―身体像不満と食行動異常との関連性―　健康心理学研究　23, 1-10
- 山嶌圭輔，中井義勝，野村忍　2009　食行動異常傾向測定尺度の開発および信頼性・妥当性の検討　心身医学　49(4), 315-323
- 山崎洋史　2014　女子高校生の過食行動に対するコラム法を用いた認知行動的セルフモニタリングカウンセリング　学校教育相談研究　24
- 山崎洋史　2012a　食行動異常と認知行動的セルフモニタリングの関連―青年期の過食傾向から―　学校教育相談研究　22
- 山崎洋史　2012b　認知行動カウンセリング　日本学校教育相談学会研修カリキュラム 16　日本学校教育相談学会
- 山崎洋史　2010　コラム法を用いた生活習慣改善による適応支援―神経性大食症

（女子高校生）に対する認知的アプローチ　日本学校教育相談学会第22回大会
- 山崎洋史　2009　学校教育とカウンセリング力　学文社　191
- 山崎洋史　2005　はじめて学ぶメンタルヘルスと心理学—「こころ」の健康を見つめて　吉武光世（編著）　学文社　13-28, 94-110
- 山崎洋史　1999　教師の学校カウンセリング研修に関する研究　吉備国際大学社会学部研究紀要　287-295
- 山崎洋史　1997　教師カウンセラーの学校教育相談充実促進に対する意識のQ方法論的研究　吉備国際大学社会学部研究紀要　349-357
- 山崎洋史　1996　UPIと大学及び自己イメージに関する研究-2-　第14回日本学生相談学会大会
- 山崎洋史　1995　認知のメカニズム他，メンタルヘルスと心理学　学術図書出版　17-50, 94-110
- 山崎洋史　1995　UPIと大学及び自己イメージに関する研究-1-　第13回日本学生相談学会大会
- 山崎洋史　1995　夏季臨海実習参加学生の意識に関する研究　東京水産大学研究報告　109-118
- 山崎洋史　1994　UPIからみた女子大生の特徴—男女比の異なる大学間の比較を通して　第12回日本学生相談学会大会
- 山崎洋史，他　2009　心と社会・集団との関係　医療・福祉のための心理学—対人援助とチームアプローチ—　北樹出版　140-170
- 山崎洋史，他　2005　適応　最新こころの科学　尚学社　45-73
- 山崎洋史，木谷誠一　2014　大学生に於ける食行動実態調査　CAMPUS HEALTH　51(1)，全国大学保健管理協会
- 山崎洋史，木谷誠一　2013　大学生の過食傾向と認知行動的セルフモニタリングの関係　CAMPUS HEALTH　50(1)，全国大学保健管理協会
- 山崎洋史，木谷誠一　2012　大学生の過食傾向と認知行動的セルフモニタリングの関係　第50回全国大学保健管理研究集会報告
- 山崎洋史，小林重雄，他　2001　第5章-4 来談者中心療法（クライエント中心療法）　第7章-1 グループセラピーとエンカウンターグループ　総説　臨床心理学　コレール社　145-152, 195-199
- 山崎洋史，小林重雄，他　2001　成長と発達の概念・理論・発達段階　心理療法　心理学概論　コレール社　99-115, 184-200
- 山崎洋史，國分康孝，他　2004　マイクロカウンセリング　教育カウンセラー標準テキスト　図書文化　74-82
- 山崎洋史，國分康孝，他　2001　心理的離乳　現代カウンセリング事典　金子書

房　347
・山崎洋史，尾瀬博，他　2001　総合大学における新入生に対するUPI調査の実態　吉備国際大学保健科学部研究紀要　47-53
・山崎洋史，坂本昇一，他　1999　心を育てる学校教育の進め方―意識と行動の変化に着目した指導―　教育開発研究所　108-111
・山崎洋史，清水勇，他　2000　学級で活かす教育相談―子どもを伸ばすカウンセリングの基礎―　ぎょうせい　70-75, 91-96
・山崎洋史，下村哲夫，他　2004　セルフカウンセリング，ソーシャルスキル・トレーニング，アサーション・トレーニング　初任者研修指導者必携　第一法規出版
・山崎洋史，他　2010　試行カウンセリング実習の可能性と考慮点の実証的検討①―体験についての予備調査　昭和女子大学生活心理研究所紀要　昭和女子大学生活心理研究所　1-12
・吉川洋子，飯塚雄一，長崎雅子　2001　女子学生の社会的スキルと自尊感情およびセルフモニタリングとの関連　島根県立看護短期大学紀要　6, 97-103

索　引

あ行
悪循環　12
アセスメント　21, 23, 68, 69, 72
アメリカ精神医学会　15
EAT（Eating Attitudes Test）　28
（気分の）意識化　75
EDI（Eating Disorder Inventory）　28
因果関係　35
因子構造　28, 31
因子の比較　58-60
因子分析　31, 46
エビデンス　24, 73
エビデンスベースト・アプローチ　66
嘔吐　45, 49

か行
（気分の）外在化　75
外的強化　24
カウンセラー　20, 40, 67-69, 73
カウンセリング　21, 41
カウンセリングアプローチ　20
カウンセリング面接経過　73
過食傾向　31, 85, 86
過食行動　29, 66
　　——の改善　73
過食症　15
仮説モデル　67
（食行動異常の）家族内要因　10
学校カウンセラー　73, 74, 82, 91
学校教育相談　91
環境モニタリング　35, 40, 73, 79, 92
境界　44

共通認識　93
共通理解　73
協働　69
拒食　15
クライエント　20, 67-69, 73
グローバル世界　93
現代社会文化　63
高エネルギー（カロリー）傾向　46, 51
高スコア群　58-60
行動技法　19
行動実験法　23, 69
行動の自己調整　25
行動変容　24, 69
行動モニタリング　34, 35, 40, 73, 79, 92
5コラム法による思考記録表　80
孤食　48, 51
コラム法　23, 41, 69, 70, 82, 87, 92
ゴール　21, 66, 73
ゴールセッティング（目標設定）　23, 69

さ行
嗜好性　48, 51
自己強化　24
自己効力感　24, 69, 74
自己コントロール（法）　23, 69, 86
自己主張訓練　20
自己調整モデル　24
自己表明　33
実態調査　44

自動思考　77
（食行動異常の）社会文化的要因　10
社会文化的認識　93
症状改善意欲　82
症状説明　74
情緒不安定性　31
食育基本計画　8
食育基本法　8
食行動異常　7, 8, 10, 18, 93
食行動異常評価尺度　30, 31
食行動実態調査　62
食習慣　46, 48, 51
食と栄養機能　44
食と病気　44
　　──に関する因子　58
　　──に関する調査項目　48
食品　45
食文化　49, 52
女子　56, 62
女子学生　13
神経性大食症（BN）　15, 28
神経性無食欲症（AN）　15, 28
身体イメージ　12
信頼性　33
心理アセスメント　71
心理学的課題　11
心理教育　20, 21, 67, 69, 73, 82, 87, 88, 91
心理教育的アプローチ　20, 73
心理教育的介入　91
心理的アプローチ　24, 66, 86
心理的要因（食行動異常の）　11
スキル習得　78
スモールステップ　78, 79
性格的特徴　12
生起プロセス　41

性差　13
成熟拒否　33
（食行動異常の）生物学的要因　14
摂食障害（ED）　18
　　──の診断基準　15
摂食障害・摂食障害傾向　7, 8, 10
セルフモニタリング　20, 21, 24, 25, 77, 79, 81
早期介入　9, 18, 66
早期発見　93
痩身　11, 93
痩身賞賛　63
ソーシャルスキル訓練　23, 69

た行
体型　44
第2次食育推進基本計画　8
妥当性　33
男子　55, 59, 62
低スコア群　58-60
動機づけ　73
特定不能の摂食障害（EDNOS）　15, 16
トレーニング・プログラム　69

な行
内的整合性　35
日常活動表　74, 75, 79
日常の生活管理　24
認知構造　20
認知行動的カウンセリング　65, 66, 70, 73, 82, 86
認知行動的セルフモニタリング　13, 14, 20, 21, 25, 28, 29, 67, 69, 70, 82, 85, 86, 91, 92
認知行動的セルフモニタリング尺度　30

――の因子分析　33
　認知行動的枠組み　11, 12
　認知行動療法（CBT）　19, 20, 24
　認知再構成　25, 80
　認知再構成法　20, 21, 23, 69, 75 81
　認知スタイル　23, 68
　認知的枠組み　20, 93
　認知の歪み　21, 66
　認知変容　24

は行
　パーソナリティ形成　21
　パッケージ　23, 69
　BMI　44, 55, 56
　筆記法　23, 41, 69, 77, 79, 87
　肥満　53
　肥満恐怖　49, 52, 62
　肥満恐怖・痩せ願望　31
　普通　53
　不適応感　29
　プログラム　69
　保健機能　48, 51
　ホームワーク　23, 69, 73, 74, 80

ま行
　未習得スキル　21, 66
　むちゃ食い　15, 45, 49
　面接経緯　72
　面接方針　72
　モチベーション　73, 82, 92
　モデリング　23, 69
　モニタリング認知　34, 35, 39-41, 67, 73, 75, 81, 85, 87, 88, 92, 93
　問題解決法　23, 69
　問題歴　71

や行
　薬物療法　66
　痩せ　49, 52, 53
　予防　93
　予防的対応　9, 18, 66

ら行
　来談動機づけ　72
　ラポール　73, 76, 78

〈著者紹介〉

山﨑　洋史（やまざき　ひろふみ）

昭和女子大学大学院心理学専攻 教授（博士）／学生部長／学生
　支援センター長／株式会社カリヨン取締役
総務省 消防庁消防大学校 客員教授
東京海洋大学 学生相談心理カウンセラー／臨床心理士
日本学校教育相談学会 東京都理事長

青年期食行動異常と認知行動的セルフモニタリング

2015年7月21日　第1版第1刷発行

　　　　　　　　　　　　　　　　　　　　　著　者　山﨑　洋史

発行者　田中　千津子　　〒153-0064　東京都目黒区下目黒3-6-1
　　　　　　　　　　　　電話　03（3715）1501 代
発行所　株式会社 学文社　FAX　03（3715）2012
　　　　　　　　　　　　http://www.gakubunsha.com

©YAMAZAKI Hirofumi 2015　　Printed in Japan　　印刷　新灯印刷
乱丁・落丁の場合は本社でお取替えします。
定価は売上カード，カバーに表示。

ISBN 978-4-7620-2547-1